Christine Rankl

Einschlafen – (k)ein Kinderspiel

Christine Rankl

Einschlafen – (k)ein Kinderspiel

Die Schlafstörungen Ihres Kindes
verstehen und lösen

Patmos

Bibliografische Information der Deutschen Nationalbibliothek

Die Deutsche Nationalbibliothek verzeichnet diese Publikaton in der Deutschen Nationalbibliografie; detaillierte bibliografische Daten sind im Internet über http://dnb.d-nb.de abrufbar.

4. Auflage 2009

Ursprünglich erschienen im Walter Verlag,
Düsseldorf 1999

Umschlagmotiv: © Rick Gomez/CORBIS
Umschlaggestaltung: init . Büro für Gestaltung, Bielefeld
Printed in Germany
ISBN 978-3-491-40111-2
www.patmos.de

Inhalt

Einleitung oder: Das Dilemma mit Elternratgebern 8

I. Was ist ein Schlafproblem? 15

1. Wann wird das Schlafen zum Problem? 18

1.1. Die Familie entscheidet, was »normal« ist 19
1.2. Die Entwicklung eines Familienrhythmus 24
1.3. Wer schläft in der Familie wo, bei wem und wann? . 28
1.4. Eigenes Bett/Zimmer oder Elternbett/-zimmer? . . 31

2. Altersgemäße Entwicklung des Schlafs – und wie Sie Ihr Kind dabei unterstützen können 35

2.1. Das Neugeborenenalter (0 bis 3 Monate) 36
2.2. Das Säuglingsalter (4 bis 12 Monate) 51
2.3. Das Kleinkindalter (1 bis 2 Jahre) 57
2.4. Das Kindergartenalter (3 bis 5 Jahre) 70
2.5. Das Schulalter (ab dem 6. Jahr) 75
2.6. Wann »muss« ein Kind durchschlafen können? 77

II. Wodurch entsteht ein Schlafproblem? 81

1. Körperliche Auslöser 83

1.1. Erkrankungen 83
1.2. Entwicklungssprünge 90

2. Altersunpassende Einschlafhilfen 96

2.1. Einschlafen an der Brust oder mit der Flasche 99
2.2. Einschlafen durch Herumtragen 102
2.3. Einschlafen durch bestimmte Rituale 103

3. Seelische Ursachen 106

3.1. Familiäre Krisen 113
3.2. Paarprobleme 116
3.3. Psychische Probleme eines Elternteils 125
3.4. Schwierige Eltern-Kind-Beziehung 132

III. Was löst ein Schlafproblem? 139

1. Förderung der kindlichen Selbstregulationskompetenz 143

1.1. Das Spiel vom Trennen und Wiedervereinen 146
1.2. Alleine einschlafen üben 158
1.3. Der richtige Zeitpunkt 169

2. Verständnis der Eltern-Kind-Beziehung 176

2.1. Die Vorstellungen und Wünsche der Eltern 176
2.2. Die Bedürfnisse und das Temperament des Kindes . . 181
2.3. Eine gemeinsame Lösung 186

3. Umgang mit erschwerenden Umständen 196

3.1. Beengte Wohnverhältnisse 196
3.2. Geschwisterkinder 198
3.3. Berufseinstieg der Mutter 200
3.4. Alleinerziehende 204
3.5. Nächtliches Abstillen 207

Nachwort 215

Literaturtipps 217

Literaturverzeichnis 218

Beratungs- und Therapieangebote für
Säuglinge und Kleinkinder 219

Vorlage Tagesablauf-Protokoll 229

Vorlage 24-Stunden-Protokoll
zur Langzeitdokumentation 230

EINLEITUNG ODER: DAS DILEMMA MIT ELTERNRATGEBERN

Sehr geehrte Leserin,
sehr geehrter Leser!

Sie haben nun diesen, vielleicht Ihren ersten oder schon fünfzigsten[1] Elternratgeber in der Hand, von dem nahe liegenden Wunsch angetrieben, endlich zu erfahren, warum Ihr Kind nicht schläft und wie Sie das ändern können.

Sie haben sich wahrscheinlich schon nach hilfreichen Tipps umgehört und ebenso wahrscheinlich eine Menge an wohlmeinenden guten Ratschlägen bekommen, die angeblich immer funktionieren. Somit wird Sie die berechtigte Frage quälen, wer denn eigentlich mit seiner Meinung recht hat, welcher Rat denn der beste ist. Und jedes zusätzliche Buch, jede weitere Expertenmeinung bringen noch mehr Verwirrung und letztendlich Ärger. Jeder Ratgeber findet berechtigte Gründe für seinen Ansatz und kann dies mit einer Reihe von Fallgeschichten belegen. Zu guter Letzt findet dann noch der Kinderarzt, dass dies alles normal sei, wohingegen die Großeltern im Brustton der Überzeugung meinen, dass mit einem richtig dicken Abendbrei das Kind schlafen muss.

Weitere hinzugezogene Helfer wie Osteopathen orten die Ursache im Geburtstrauma und die Lösung in der Cranio-Sacral-Therapie. Ganz anders sieht die Lage vielleicht ein Homöopath, der Unruhezustände im Kind einzustellen versucht und damit im Widerspruch zum Wünschelrutengeher steht, der mögliche Wasseradern im Kinderzimmer als die Wurzeln allen Übels sieht.

1 Eine Hilfe suchende Mutter las tatsächlich schon diese Anzahl an Ratgebern in der Schwangerschaft, um »gewappnet« zu sein.

Kann es, fragen Sie sich zu Recht, eine derartige Uneinigkeit über die Ursachen und Lösungen von Schlafproblemen geben?

Es kann. In wohl kaum einem anderen Gebiet der Wissenschaft gehen die Meinungen derart auseinander wie in der Frage, wie man denn ein Kind richtig aufzieht. Die scheinbare Objektivität erweist sich durchzogen vom Zeitgeist und den eigenen, lebensgeschichtlichen Erfahrungen des Ratgebenden.

Der Einfluss des Zeitgeistes ist leicht nachvollziehbar: In der Meinung, Schreien kräftige die Lunge, spiegelt sich der Glaube an Disziplin und Autorität der Nachkriegsjahre wider. Die Begeisterung über das neu gewonnene Wissen über Hygiene und Bakterien förderte die Haltung, einem Säugling nähere man sich möglichst mit Mundschutz und weißer Arbeitskleidung und unterlasse das unhygienische Abküssen tunlichst. Ein Baby habe im Weiteren nicht öfter als alle vier Stunden Hunger zu haben und müsse von Anfang an begreifen, wer der Herr im Haus ist. Kurz, das Kind ist ein listiges Wesen, das primär danach trachtet, seiner Bequemlichkeit und seinen Bedürfnissen nachzugehen und dafür die Eltern schon früh ins Joch vor einen Karren spannt, indem es verlangt, möglichst dauernd herumgetragen zu werden.

Mit Beginn der Siebzigerjahre, sprich der Post-68er-Bewegung, wurde auf einmal alles anders. Freiheit und Grenzenlosigkeit nach all den Jahren der moralischen Einengung war das lang ersehnte Ziel. Kindern fortschrittlicher Eltern wurde überlassen, wann sie essen, wo sie schlafen, wann sie aufräumen und wann sie folgen wollten. Diese reinen, von jeglicher Verformung freien Engel sollten nun ihren Eltern zeigen, wie ein wirklich freies Zusammenleben in Einklang mit den Urinstinkten funktioniert. So lastete die Sinn- und Orientierungssuche der Eltern und die Entscheidung, was auf den Mittagstisch zu bringen ist, auf den Schultern von Zweijährigen. Zweijährige, die in diesem Alter eigentlich so den Halt von außen brauchen, wurden zu kleinen Buddhas erklärt, die ihren Eltern sagen sollten, wo es langgeht.

Allein der Rückblick auf stehende Leitsätze der Kindererziehung zeigt die extreme Relativität der Lehrmeinung.

Ja, und jeder Experte ist Kind seiner Zeit und ist somit »leibhaftiges Endprodukt« der Erziehung seiner Eltern und deren damaligen Ratgebern. Eine Mutter erzählte mir von ihrer Kinderärztin, die immer forcierte, dass sie das Schlafproblem ihres Kindes durch Schreienlassen beenden sollte, und dies so begründete: »Wenn ich das bei meinen Kindern geschafft habe, dann werden Sie es auch schaffen.«

Was für die heutige junge Elterngeneration so verwirrend scheint, ist die Schnittstelle der eigenen Geschichte (noch »autoritär« oder schon »antiautoritär«), der offene Methodenstreit der Experten und die Bewertung der psychologisch aufgeklärten Gesellschaft, die weiß, wie Eltern ihre Kinder schon früh fördern, aber ihnen auch schaden können.

Gut, werden Sie sich jetzt vielleicht denken, alles eine ganz interessante Ausführung, aber was hat das mit dem Schlafproblem meines Kindes zu tun? Ich will, dass mein Kind schläft, und nicht wissen, warum irgendeine Kinderärztin komische Ratschläge gibt. Und außerdem: Wieso hat bei der befreundeten Familie A. die Methode B. wirklich hervorragend funktioniert und bei uns nicht?

Diese Gedanken, die sich öfter in Gesprächen mit Eltern ergeben, können die Betroffenen ganz schön wütend machen. Wütend auf die »blöden« Ratgeber und wütend auf ihr »blödes« Kind, das scheinbar überhaupt nicht so funktioniert, wie es sich die Experten und die Eltern selbst vorstellen.

Nicht umsonst spreche ich vom Dilemma mit Elternratgebern. Für mich ist es ebenso ein »Dilemma«, nun so viele verschiedene Familien gleichzeitig anzusprechen und auch gerade für Sie die Patentlösung anbieten zu können. Wohl kristallisierte sich in meiner Arbeit mit Hunderten Familien mit kindlichen Schlafproblemen kein »Universalrezept« heraus – dazu sind Kinder und Familien zu unterschiedlich –, aber doch ein klarer Lösungsweg.

Grundsätzlich geht es darum, Ihr Kind in seiner Selbstregulationskompetenz zu stärken – das ist die Fähigkeit, sich selbst zu beruhigen, zu beschäftigen und mit kleinen Frustrationen fertig zu werden.

Nicht umsonst sind Babys, die nur äußerst schwer ein- und durchschlafen können, tagsüber auch besonders anstrengend. Sie wollen dauernd beschäftigt oder herumgetragen werden und ertragen es kaum, wenn ihre Mutter irgendetwas anderes tun möchte oder tun muss, wie bspw. kochen. Das ist nicht nur für die Mutter, das ist auch für ein 10 Monate altes Kind sehr ärgerlich. Alles in ihm drängt nach Selber-Ausprobieren, Selber-Essen, Selber-Bestimmen – und dann kann man nicht mal so was Einfaches wie selbst wieder einschlafen in der Nacht! Das macht wütend und unzufrieden, nicht nur Mama und Papa. Aus diesem Grund schlafen auch viele Kinder im Bett der Eltern um nichts besser; sie wachen genauso oft weinend auf und biegen sich im Arm des jeweils Trostspendenden im weiten Bogen weg.

Aufs Schlafen bezogen heißt Selbstregulationskompetenz zum einen **alleine einschlafen** zu können **und** zum anderen **sich trennen können**. Beides sind schwierige Aufgaben für ein Kind, aber auch für viele Eltern.

Der erste Faktor, alleine einzuschlafen, ist deswegen so wichtig, weil Ihr Kind, wenn es in der Nacht zwischen den einzelnen Schlafphasen aufwacht, auch ohne fremde Hilfe wieder einschlafen kann.

Der zweite Faktor, das Sich-trennen-Können, ist mehr ein »psychischer« Faktor.

Hier spielt das jeweilige entwicklungspsychologische Alter des Kindes eine Rolle. Säuglinge haben erfahrungsgemäß noch keine Trennungsängste, da sind es vielmehr die Eltern, denen es aus verschiedenen, mehr oder weniger bewussten Ängsten oft schwerfällt, sich vom Baby zu lösen. Zum ersten Geburtstag hin steht aber auch das Kind vor einer großen Entwicklungsaufgabe, nämlich das sich immer wiederholende Spiel vom Trennen und Wiederkommen zu bewältigen. Und genau dieses Spiel ist auch beim Thema »Einschlafen« zentral.

Kommen zu diesen ganz normalen Hürden in der kindlichen Entwicklung dann noch vorübergehende Spannungen in der Familie dazu, verkompliziert sich die Sache. Primär für Kleinkinder sind familiäre Spannungen oder durch eigene Sorgen emotional abwesende Eltern oft ein spürbarer, gefühlsmäßiger Verlust, der Angst macht, weil er noch nicht intellektuell verstehbar ist. Und Kinder sind diesbezüglich kompromisslos und »Übertreiber«.

Auch für viele Eltern ist es nicht leicht, sich von ihrem Kind zu trennen. Gerade Situationen wie das Abstillen, die Sorge wegen des plötzlichen Säuglingstods oder die Tatsache, nicht mehr das sanft einschlummernde Kuschelbaby neben sich zu haben, sondern den vielleicht schnarchenden Gatten, machen speziell vielen Müttern diesen ersten großen Abnabelungsschritt schwer.

Dieser Ratgeber wird Ihnen im **ersten Teil** vier grundlegende familiäre Vorbedingungen, die Kinder gut schlafen lassen, erläutern. Ebenso finden Sie, gestaffelt nach Altersstufen vom Säugling bis zum Schulkind, konkrete Hilfestellungen, wie Sie das Ein- und Durchschlafen Ihres Kindes unterstützen können. In jeder Altersstufe wird Ihnen vom entwicklungspsychologischen Standpunkt sozusagen ein kleiner Einblick vermittelt, wie es bspw. einem Einjährigen mit sich und der Welt so gehen kann und welchen Einfluss das auf seinen Schlaf hat.

Im **zweiten Teil** wird beschrieben, welche Faktoren die Schlafschwierigkeiten Ihres Kindes bewirkt haben können. Erfahrungsgemäß sind dies drei Problembereiche: erstens körperliche Auslöser, wie eine Erkrankung oder ein Entwicklungssprung, zweitens altersunpassende Einschlafgewohnheiten, wie mit elf Monaten beim Getragenwerden einzuschlafen, und drittens seelische Auslöser. Darunter verstehe ich familiäre Krisen und alle Probleme, sich von der Mutter zu trennen.

Im **dritten Teil** erfahren Sie, wie Sie das Schlafproblem Ihres Kindes lösen können.

Zuerst geht es um die Gewichtung, welcher Auslöser oder gar welche Kombination von Auslösern in Ihrer Familie für gestörte Nächte verantwortlich war. Die Lösung eines kindlichen Schlafproblems liegt in der Fähigkeit, sich für die Dauer des Schlafes von den Eltern trennen zu können. Diese Fähigkeit erwirbt ein Kind auf zwei Ebenen: auf der Handlungsebene und der Beziehungsebene.

Mit Handlungsebene ist gemeint, wie Sie Ihrem Kind ganz konkret helfen können, Frustrationen wie Trennungen besser zu verarbeiten, sprich seine Selbstregulationskompetenz zu steigern. Mit Beziehungsebene ist gemeint, was Sie Ihrem Kind emotional vermitteln, also das, was zwischen Ihnen unausgesprochen vorgeht. Hier geht es um das Zusammenspiel des Verständnisses der Gefühlswelt Ihres Kindes und Ihrer eigenen Wünsche. Beide Ebenen müssen parallel angewandt werden, damit es zu einem dauerhaften Schlaferfolg kommen kann.

Hier werden auch besonders erschwerende Umstände wie Alleinerziehung oder nächtliches Stillen berücksichtigt.

An dieser Stelle danke und denke ich an Philip, Melanie, Lukas, Lena und all die Kinder, deren Geschichten in diesem Buch das Problem von Schlafstörungen verdeutlichen. Sie und ihre Eltern und all die Hunderte Familien, mit denen ich gearbeitet habe, sowie Frau Dr. Eva Presslich lehrten mich eine Menge über kleine Kinder, große Leute und das Spiel vom Sich-trennen-Können und Wieder-vereint-Sein.

Im Weiteren danke ich meiner ehemaligen Kollegin Mag. Gabriele Koch für das aufmerksame Korrekturlesen und die vielen wertvollen strukturellen Tipps, die sie einbrachte, herzlich.

Speziell widmen möchte ich dieses Buch dem großartigen Team der Säuglingspsychosomatik mit integrierter Schreiambulanz am Wiener Wilhelminenspital. In gemeinsamer interdisziplinärer Arbeit haben wir in all den Jahren zu einem veränderten Verständnis von der Beziehung von Säuglingen und Kleinkindern zu ihren Eltern gefunden und dies auch in unserer alltäglichen Arbeit auf der Säuglingsstation umsetzen können. Nicht zuletzt aus diesem Verständnis heraus wurde dieses Buch »geboren«.

Christine Rankl
Wien, im April 1999

I.

WAS IST EIN SCHLAFPROBLEM?

Der geneigte und übermüdete Leser wird überlegen, was diese eigenartige Frage zu Beginn eines Elternratgebers über Schlafprobleme zu suchen hat. Was ein Schlafproblem ist, spürt er, sofern Betroffener, in allen Knochen und in einer unüberwindbar erscheinenden Müdigkeit. Ein Blick auf das dazugehörende Kind mag zu einem ähnlichen Ergebnis führen. Wie sich ein Schlafproblem *anfühlt*, darüber herrscht Einigkeit.

Was ein Schlafproblem jedoch ist und was das Schlafproblem von Kindern und darunter auch von Ihrem eigenen verursacht, wird uns im Weiteren beschäftigen. Da ein Grundverständnis darüber herrscht, dass Ein- oder Durchschlafstörungen auf ähnlichen Ausgangspunkten basieren, werde ich im Verlauf des Buches zwischen diesen Bereichen nicht mehr unterscheiden.

Bezeichnenderweise findet man in der Literatur wenig Definitionen, was ein kindliches Schlafproblem denn ist. Da ein Säugling respektive ein Kleinkind nicht selbst zum Kinderarzt gehen kann, um dort seine Schlafschwierigkeiten zu bekunden, bestimmen also die Eltern, wann es welche hat. Anders et al. (1) (1983, S. 163) meinen, dass es im Säuglings- und Kleinkindalter per se noch keine Schlafstörungen gibt, sondern die Eltern bestimmen, wann das Ausmaß an kindlichem Nichtschlafen als Störung empfunden wird: »Als kindliches Schlafproblem wird im Allgemeinen das Verhalten bezeichnet, welches den Schlaf der Eltern stört.«

Sie werden nun zu Recht meinen, dass es doch nicht *ausschließlich* im elterlichen Ermessen liegen kann, festzulegen, was denn ein Schlafproblem ist. Da haben Sie auch recht. Eine mir sinnvolle Definition in Zusammenhang mit dem subjektiven elterlichen Leidensdruck schlägt Zuckermann et al. (2) (1987) vor. Für ihn liegt dann eine kindliche Schlafstörung vor, wenn ein

Kind länger als 1 Stunde zum Einschlafen braucht, wenn es in der Nacht aufwacht und mehr als dreimal pro Nacht aufwacht.

Selbst diese Definition hat den Mangel, nicht das volle, mögliche Ausmaß von kindlichen Schlafstörungen zu beschreiben. Alle jene Fälle, wo Kinder bis zu 2 Stunden zum Einschlafen brauchen oder zwanzigmal pro Nacht aufwachen und gleich wieder weiterschlafen oder 1,5 Stunden in der Nacht wach liegen oder wache Phasen haben, wo sie spielen wollen, um nachher weiterzuschlafen oder nur mit der Flasche/Brust/Hand u. Ä. ein- und weiterschlafen können oder erst ab 24.00 Uhr schlafen wollen oder ab 5.00 Uhr putzmunter sind oder, oder, oder ... Die Liste an Spielarten von Schlafproblemen ließe sich nahezu seitenlang weiterführen.

Wenn nun eine derartige Bandbreite an Schlafverhalten möglich ist, stellt sich die nahe liegende Frage, wann denn welche Art von Schlafstörung zum Problem – und vor allem – für wen wird. Dies wird das nächste Kapitel beleuchten.

1. WANN WIRD DAS SCHLAFEN ZUM PROBLEM?

Jede Familie mit einem Neugeborenen hat ein Schlafproblem – nur würde sie es vielleicht noch nicht als solches bezeichnen. Von einem Neugeborenen erwartet man nicht, dass es durchschläft, und so wird eine Mutter, die in der Nacht etwa dreimal aufsteht, um ihr Kind zu füttern oder zu beruhigen, noch nicht behaupten, das Kind habe ein Schlafproblem.

Ebenso hat jede Familie mit einem kranken Kind ein Schlafproblem – nur würde sie es wahrscheinlich nicht als solches bezeichnen. Von einem kranken Säugling oder Kleinkind erwartet man nicht, dass es alleine durchschläft.

Dieselbe Mutter kann dagegen bei ihrem 9 Monate alten, gesunden Kind das nächtliche dreimalige Aufstehen als ungeheure Belastung empfinden. Von einem gesunden Baby dieses Alters wird erwartet, dass es durchschlafen kann.

Überspitzt gesagt, wird Schlafen also dann zum Problem, wenn die **Erwartungen der Eltern** nicht erfüllt werden. Dann wird der gleiche, vormals als selbstverständlich empfundene Nachtdienst ohne besonderen Leidensdruck plötzlich als zermürbend empfunden.

Sie werden nun mit Recht einwerfen, dass es wohl einen Unterschied macht, ob man erst seit drei Monaten keine Nacht durchschläft oder bereits seit neun. Ja, macht es auch. Aber auch nach neun Monaten reduzierten Schlafs ist man innerlich bereit, für sein krankes Kind aufzustehen – aber keineswegs hat man die Bereitschaft, dies für ein Kind zu tun, »dem nichts fehlen kann«.

Und der Leidensdruck von Eltern, die nicht verstehen können, warum ihr Kind so oft aufwacht, steigt rapide. Wie beispielsweise im Fall von Simons Mutter, die das bis zu sechsmalige nächtliche Aufwachen und dabei z. T. stundenlange Schreien von Simon nur mehr als ungerechtfertigte Qual empfand, was sie auch deutlich zum Ausdruck brachte: »Schlafentzug wird in manchen Ländern als Folter eingesetzt. Und da ich nichts getan habe, ist es eine besonders ungerechte Folter!«

Dann spielt der Zeitpunkt eine nicht unbedeutende Rolle, wann unterbrochener Nachtschlaf zum Problem wird. Entwicklungssprünge oder gerade erst überwundene Krankheiten können oft bewirken, dass Babys aus ihrem bereits bestehenden Schlafrhythmus wieder hinauskatapultiert werden. Wie schnell sich dann ein vielleicht verändertes Schlafmuster wieder einspielt oder wie schlimm mehrere durchwachte Nächte für Eltern sind, ist etwas Unterschiedliches.

1.1. Die Familie entscheidet, was »normal« ist

Diese Aussage mag Ihnen vielleicht ganz absurd vorkommen.

»Was soll das heißen, man entscheidet das? Ein Kind, das viermal pro Nacht aufwacht, ist nicht normal! Da können Sie jeden fragen! Meine Eltern kennen so etwas nicht und auch in der Nachbarschaft gibt es keine Kinder, die derartig schlecht schlafen!«

So und ähnlich klingen, durchaus berechtigt, Gegenstimmen von betroffenen Familien. Und sie haben recht. Ihre Eltern kennen vielleicht wirklich keine Kinder – inklusive ihnen selbst –, die so schlecht schliefen, und in der Nachbarschaft gibt es vielleicht wirklich nur perfekte Durchschläfer (oder dem Gruppendruck der perfekten Familie erliegende Eltern). Also ist das für Sie normal.

Und bei den Yupuana-Indianern schläft ein Kind bis weit ins Kleinkindalter an die Mutter gebunden. Gibt es bei diesem venezolanischen Volksstamm ein nächtliches Fest, dann schläft das Kind eben bei den wilden Tänzen mehr oder weniger. Das ist dort ganz normal.

Wie schon in der Einleitung angeklungen, entscheiden der momentane Gesellschaftstrend und die einzelnen Beteiligten, was normal ist – ob es uns bewusst ist oder nicht. Normal ist in diesem Zusammenhang also das, was ein Elternpaar selbst festlegt. Was können Sie nun dazu tun?

Als **ersten Schritt** ist es wichtig, erst mal für sich zu überlegen, wie man denn gerne als Familie leben möchte und wie somit die Schlafsituation aussehen soll.

Im **zweiten Schritt** kann man sich dann mit dem Partner absprechen, was seine Wünsche diesbezüglich sind. Das klingt logisch, ja fast banal, aber erstaunlich wenig Familien, mit denen ich arbeite, tun das tatsächlich. Für viele Menschen ist es sehr schwierig, sowohl die eigenen Bedürfnisse und Gefühle zu akzeptieren als auch die – sofern sie anders gelagert sind – des Partners und nicht zuletzt des eigenen Kindes zu respektieren.

Was bedeutet das für das Thema Schlafen?

Natürlich hat jeder Betroffene in seinem Gefühl, unter dem Schlafproblem des Kindes zu leiden, 100 % recht, sei es jetzt, ob das Kind zwei- oder zwanzigmal pro Nacht kommt. Und es hat nicht derjenige größere Berechtigung, eine Veränderung herbeizuwünschen, der zwanzigmal aufsteht, als derjenige, der »nur« zweimal gestört wird.

Schauen wir uns anhand von zwei Fällen an, wie unterschiedlich Eltern das Schlafverhalten ihres Kindes beurteilen können.

Philip kam im Alter von acht Monaten in unsere Ambulanz. Die Eltern berichteten, dass er maximal 1,5 Stunden am Stück schläft und meist nach spätestens fünfundvierzig Minuten aufwacht bzw. oft alle 10 Minuten schreit. Im Arm des Vaters mit ein paar Schlucken Tee beruhigt er sich schnell. Ebenso schläft er auf dem väterlichen Arm am Abend mit einer Teeflasche sofort ein. Sein Teekonsum beläuft sich mittlerweile auf 0,3 Liter die Nacht, was ein nächtliches Wickeln nach sich zieht. Philip schlief immer so ein, nur plötzlich mit gut sechs Monaten begann dieses exzessive Aufwachen, das vermehrte Trinken, das im Weiteren immer schlimmer wurde und sich bis zu fünfzehnmal nächtlich steigerte.

Vor mir saß ein ausgeglichen wirkendes junges Paar, das ohne größere Gefühlsausbrüche sehr freundlich und offen die nächtliche Lage schilderte, die durch Philips mangelnden Tagesschlaf mir noch verschärft schien. Auf meine verwunderte Frage, wie sie das denn nun schon seit Monaten aushalten und noch so fit wirken, meint die Mutter, sie wäre ja schon früher gekommen, aber der Vater findet das normal bei kleinen Kindern und außerdem mache er den Nachtdienst. Herr K. meint darauf, ihm mache das Ganze nichts aus, er kann aber seinen Sohn nicht schreien hören. So ist er auch tagsüber stets zur Stelle, wenn Philip mal aufweint oder quengelt. Da Philip ein sehr lebhaftes Kind ist, sind auch die Tage für Herrn K. nicht minder anstrengend, obwohl sie berichten, dass Philip gut alleine spielen kann. Er isst begeistert feste Nahrung, die er auch am liebsten selber in den Mund steckt, und er »übt« ebenso auch schon mit seinen Breilöffeln. Bisher gab es laut den Eltern nie ein Problem mit Philip, weder war er ein Schreibaby noch öfter krank. Er wird noch in der Früh gestillt. Die Großeltern finden Philip abnormal, weil sie noch nie von einem Kind gehört haben, das so oft aufwacht. Das sei ihnen aber egal, zu den Großeltern gibt es sowieso kein gutes Verhältnis. Ebenso gibt es Probleme mit den Nachbarn, die sie schon der Kindesmisshandlung verdächtigen wegen der schlimmen Nächte. Herr K. findet das Ganze jedoch kein Problem, und wäre nicht seine Frau, die drängen würde, weil die 7-jährige Schwester durch das Gemeinschaftswohnschlafzimmer ebenso gestört wird und dann in der Schule Probleme bekommt, wären sie wahrscheinlich gar nicht hier.

In der Familie K. ist also fünfzehnmaliges Aufwachen für ein Kind durchaus normal. Erst durch den gestörten Schlaf der 7-jährigen Schwester wurde Philip zum Kind mit einem Schlafproblem.

Anders sieht Familie M., was bei einem Kind ein normales Schlafverhalten ist. Sie kommen mit der 14 Monate alten Melanie, weil das Kind in der Nacht einmal wach wird und an der Brust sofort wieder einschläft, aber nur mit der Mutter im Elternbett die Nacht verbringt. Das Einschlafen dauert jedoch bis zu 2 Stunden. Der Vater ist schon nach wenigen Wochen ins Kinderzimmer ausgezogen. Die im Alter von 10 Monaten probierte Ferber-Methode[2] verlief erfolglos, da Melanie bis zu 1,5 Stunden schrie und nicht bereit war, im eigenen Bett zu bleiben.
Frau M. wirkt bei den Schilderungen über die Nächte und Tage, an denen Melanie ununterbrochen beschäftigt werden will und an ihr klammert, jedoch dann nie wirklich bei ihr bleibt und kuscheln will, erschöpft und verbittert. Von ihrem Mann fühlt sie sich nicht verstanden. Sie beklagt, dass er erst spät am Abend von der Arbeit komme und sie während der Woche praktisch alleine mit Melanie sei. Herr M. hält sich sehr im Hintergrund und wirkt eher hilflos. Er sieht nicht so sehr das Problem bei Melanie, er macht sich Sorgen um seine Frau. Den Nachtdienst von Melanie kann er nicht abnehmen, da das Kind nur durch die Mutter und das Stillen beruhigbar ist. Melanie geht jedoch gerne mit dem Papa spazieren und kann sich da gut von der Mutter verabschieden. Sind beide Eltern gemeinsam da, will sie jedoch nur zur Mutter. Außerdem verweigert Melanie zunehmend feste Nahrung und will häufiger gestillt werden; sie hat auch seit 2 Monaten nichts mehr zugenommen. Melanie war schon ein schwieriges Baby, das viel schrie, oft erbrach und Phasen hatte, wo sie die Brust verweigerte. Die Mutter von Frau M. findet Melanie ganz reizend, bei ihr schläft sie auch immer gut. Melanie spielt fast die ganze Beratungsstunde hindurch allein und fällt eher durch ein sehr ruhiges, nahezu kontaktvermeidendes Verhalten auf. Dies ist für die Mutter schlimm, weil sie das zu Hause nie täte und gerade jetzt das Musterkind mimt. Ebenso quält sie die Frage, wieso Melanie bei der Oma so gut schläft, und es macht sich das Gefühl in ihr breit, das Kind mache das mit Absicht.

Für die Familie M. wacht ein normales 14 Monate altes Kind überhaupt nicht auf und beschäftigt sich tagsüber hauptsächlich alleine.

Hier ist nun die Frage interessant: Warum ist für die Familie K. fünfzehnmal aufstehen kein Problem und für die Familie M. einmal aufstehen schon? Hierzu ein paar Details aus den Lebens-

2 Auf diese verhaltenskorrigierende Einschlafmethode wird in Teil III, Kapitel 1, näher eingegangen.

geschichten der beiden Familien, die vielleicht verständlich machen, warum die Bewertung des Schlafproblems ihrer Kinder so unterschiedlich ausfällt:

Herr und Frau K. kommen beide aus sozial schwierigen Verhältnissen und waren mit zum Teil alkoholkranken und vernachlässigenden bis misshandelnden Eltern konfrontiert. Sie lernten sich früh kennen und beschlossen von Anfang an, ihren Kindern nie diese Frustrationen angedeihen zu lassen, die sie selber erfahren mussten. Herr K. wurde Krankenpfleger und als solcher »geübt in Nachtdiensten«, aber auch im Versorgen von Menschen – etwas, was er selbst nicht erhalten hatte. Für beide Eltern war logisch, dass ein glückliches Kind nie weinen darf, und glückliche Kinder, das wollten sie. Also war es auch logisch, dass man in der Nacht eben dauernd aufstehen muss. Logisch und normal war genau das Gegenteil von dem, was sie zu Hause erfahren hatten.

Herr und Frau M. wünschten sich schon lange ein Kind, bevor sie schwanger wurde. Die schwierige Schwangerschaft war für Frau M. frustrierend, doch die Freude über das gewünschte Mädchen groß. Melanie war aber ein anspruchsvolles Kind und Frau M. bald sehr enttäuscht, dass ihr Alltag mit dem plärrenden Säugling so gar nicht dem glich, den ihr »Eltern«-Hefte und all die anderen Frauen in der Stillgruppe vermittelten. Auch das Stillen war nicht so schön wie erwartet, da Melanie sich immer wieder wegdrehte und schrie. Statt des erhofften Mutter- und Familienglücks war es für Frau M. bald nur mehr eine einzige riesige Enttäuschung. Sie litt unter dem tagtäglichen Alleinsein mit dem Baby ohne Ansprechpartner und war nur mehr auf ihren Mann grantig, der sie nicht verstand. Ihre Mutter verwirrte und kränkte sie noch mit Bemerkungen, dass wahrscheinlich ihre Milch nicht dick genug sei und dass sie irgendetwas mit Melanie falsch mache, weil sie bei ihr immer brav sei. Keiner sah den Aufwand und die Bemühungen, die sie mit Melanie hatte, weil das Kind immer, kaum waren sie zu dritt oder zu mehreren, so brav war. Auch als sie mit ihr wegen Schreien im Spital aufgenommen wurde, war Melanie dort total ruhig, sodass sie sich richtig genierte, weil sie dachte, alle halten sie für hysterisch. Wenn schon die Tage mit diesem Kind so anstrengend sind, soll es wenigstens in der Nacht Ruhe geben, weil Frau M. am Ende ihrer Kräfte war. Dieses anspruchsvolle und quengelige Kind, das sie außerdem noch jede Nacht aufweckt, kann nicht normal sein.

Philip und Melanie werden uns noch weiter begegnen. Was die beiden aufwachen ließ und wie die Familien K. und M. im Endeffekt zu ruhigeren Nächten und auch Tagen kamen, wird schwerpunktmäßig in Teil III ausgeführt.

Gut, Sie werden jetzt vielleicht meinen, das sind Extremgeschichten, aber sie verdeutlichen anschaulich, wie unterschiedlich die Bewertung eines kindlichen Schlafproblems sein kann, und vermitteln schon eine Ahnung, wie sehr ein Schlafproblem auch mit der Persönlichkeit der Eltern zu tun haben kann und mit dem, was tagsüber zwischen Eltern und Kindern passiert.

Es geht also um ein »Sich-Zusammenraufen« und darum, all die unterschiedlichen Erwartungen und Normvorstellungen nun zu dritt oder viert zu verwirklichen.

Ziel ist es, in einem **dritten Schritt** einen stabilen »Familienrhythmus« zu finden, bei dem sich alle wohlfühlen, denn dieser ist eine unbedingte Voraussetzung dafür, dass Ihr Kind einen stabilen Schlafrhythmus finden kann.

1.2. Die Entwicklung eines Familienrhythmus

Stellen Sie sich vor, Sie planen einen Ruderbootausflug.

Jedoch schon bei der Festlegung des Datums kommt es zu größeren Diskussionen. Ihr Mann möchte keinesfalls an einem Sonntag, da er den Rückreiseverkehr fürchtet. Sie wiederum möchten den Samstag als gemeinsamen Einkaufstag nicht verlieren. Eine Einigung wird erzielt. Am See angekommen, gehen die Ansichten über die Auswahl des geeigneten Bootes auseinander. Sie möchten vielleicht ein breites, sicheres Boot, das nicht kentert, mit viel Abstellfläche und Platz für die Kinder. Ihr Mann ist aber nicht bereit, einen solchen »Dampfer« per Ruderschlag alleine anzutreiben, und Ihr ältestes Kind findet außerdem Elektroboote viel cooler. Die Entscheidung trifft der Bootsverleiher, der nur mehr eine bestimmte Ruderbootart frei hat.

Gut, Sie besteigen Ihr Boot und bereits die Platzverteilung, bis jeder gut sitzt bzw. alle Taschen verstaut sind, gestaltet sich nervenaufreibend und kentergefährdend. Das Ziel soll die Mitte des Sees sein, doch binnen Kurzem rutschen die Kinder unruhig auf den unbequemen Holzpritschen hin und her, man muss anderen Hindernissen ausweichen und die gerade Steuerung des Bootes verkommt zu einen wilden Zick-Zack-Kurs. Es beginnt eine Diskussion, wer eigentlich Boot fahren will und dass sich jeder unter diesem Ausflug was anderes vorgestellt hat und man irgendwie – trotz scheinbar gleichem Ziel – gerade dort nicht ankommt.

Eine junge Familie, speziell mit dem ersten Kind, ähnelt in vieler Hinsicht einer solchen Bootsmannschaft. Für jeden Beteiligten ist es eine neue, gefährdete Situation, die mit freudiger Erwartung, aber auch Angst vor Fehlschlägen einhergeht. Wie kann man nun tatsächlich zusammenleben, dass jeder zufrieden ist und auch seinen eigenen Bedürfnissen nachgehen kann, sodass nicht jedes Aufstehen für das Kind in einen inneren Vorwurf, »schon wieder an der Reihe zu sein«, ausartet?

Wie findet man einen gemeinsamen Familienrhythmus – ähnlich wie beim Ruderbootfahren?

Erfahrungsgemäß ist dieses Finden eines passenden Familienrhythmus – also wer ist für was zuständig, wie wird die Freizeit verbracht, wann werden die Großeltern besucht etc. – eine grundlegende Voraussetzung, dass das Zusammenleben auch wirklich klappt und weitgehend spannungsfrei abläuft.

Hierzu muss zuerst einmal klar sein, was die einzelnen Familienmitglieder gerne für sich und gerne von bzw. mit den anderen hätten. Das klingt so einfach und ist doch in der Praxis in der Arbeit mit Jungfamilien nicht so oft anzutreffen. Jeder erhofft sich, dass der andere merken soll, was einem selber wichtig ist, und sich daraufhin automatisch das Familienklima ändert. Zunehmende Enttäuschung bewirkt dann Vorwürfe aus Gekränktheit vonseiten der Mütter und Rückzug vonseiten der Väter.

Was ist so wichtig in der ersten Zeit als frischgebackene Familie?

Reden – aber konstruktiv. Endloses Hin- und Herschieben von Vorwürfen und Verteidigungsansprachen bringt nichts. Sie können davon ausgehen, dass Sie beide das Gleiche wollen, nämlich ein Familienleben, und dass Sie dieses erst miteinander aufbauen müssen. Es ähnelt ein bisschen dem Vorhaben, gemeinsam ein Haus zu bauen. Nie käme man beim Hausbau auf die Idee, einfach so draufloszubauen, ohne sich mal besprochen zu haben, wie das Haus denn überhaupt aussehen, wie viele Zimmer es haben soll und wie man es einrichten möchte.

Eigenartigerweise nimmt jeder an, dass ein gelungenes Familienleben einfach so entsteht – ebenso wie eine gelungene Beziehung – und dass »wahre Liebe« keine Worte oder Pläne braucht. Jeden Baumeister mit dieser Idee würden Sie als Fantasten entlassen. Wäre das Haus eines solchen Baumeisters windschief und würde es reinregnen, würden Sie zu Recht meinen: »Kein Wunder.« Ist aber ein Familienleben, das auf der Basis wortlosen Verständnisses aufgebaut ist, windschief und unbequem geworden, geht die Suche nach dem Schuldigen los. So wird man vielleicht meinen, der Partner sei schuld oder der Regen, der durch das Dach kommt (vielleicht in Form von Unklarheit hinsichtlich der Großelternbesuche), hat alles kaputtgemacht, aber eigenartigerweise wird nie an der Hauskonstruktion gezweifelt.

Natürlich kann man einen Hausbau nicht vollständig mit dem Aufbau eines Familienlebens vergleichen; ich glaube aber, dass es ein sehr plastisches Beispiel dafür ist, dass unausgesprochene Wünsche und Pläne als Basis einer gemeinsam aufzubauenden Sache nicht ausreichen.

Wieso braucht gerade das schlaflose Kind einen klaren Tagesrhythmus?

Es ist ein Gemeinplatz, dass Kinder überschaubare Tagesabläufe und klare Strukturen brauchen, einfach um zu lernen, sich in der Welt zurechtzufinden. Hierzu muss dem Kind klar werden: Wie läuft das bei uns zu Hause ab, wo ist mein Platz, und was wird von mir erwartet? Lukas und seine Eltern sind ein gutes Beispiel für eine Familie, die noch sehr unbequem in ihrem gemeinsamen Familienruderboot sitzt, sodass sogar die Weiterfahrt infrage gestellt wird:

Lukas ist 2 Monate und schläft untertags maximal 2–3 Stunden und wacht in der Nacht dreimal auf. Am Abend schreit er sich oft bis zu 2 Stunden am Arm der Eltern in den Schlaf. Zum Erstgespräch kommt zuerst die Mutter, abgekämpft mit dem Maxi-Cosy, das sie durch das große Krankenhausgelände allein schleppte. 5 Minuten später kommt der Vater behenden Schrittes, seinen Motorradhelm schwingend. Sehr bald entsteht eine Diskussion zwischen den Eltern, wieso Frau R. oft schlecht gelaunt ist, was ihr Freund, Herr H., als enorme Belastung für den Alltag ansieht. Frau R. meint, die jetzige Situation sei typisch, sie schleppe alleine das fünf Kilo schwere Kind im Maxi-Cosy, während ihr Freund, zu spät kommend, sich lässig vom Motorrad schwingt. Der gesamte Alltag sei so, dass sie sich für alles zuständig fühlt, ihr Freund überhaupt nicht mitdenkt, und über fast alles, was Lukas betrifft, gibt es Meinungsverschiedenheiten. So wandert Lukas auch ständig vom Elternbett ins Gitterbett und wieder retour. Parallel erfolgen Diskussionen über offene oder geschlossene Fenster, wer zum Aufstehen dran ist und ob man das Kind jetzt schon stillen soll oder lieber noch wartet. Frau R. meint, sie würde einmal gerne selbstverständlich essen können, ohne dass ihr Freund ihr sofort das Kind bringt. Herr H. meint, er wollte, bei dem zitierten Beispiel seiner Freundin, aber auch gerade sein Bier trinken. Er sehe außerdem nicht ein, wieso man mit einem Kind dauernd nur wegen der Schlafenszeiten zu Hause bleiben müsse, wo Lukas doch auch im Wagen beim Heurigen[3] schlafen könne. Nach fast einer Stunde Streitgespräch frage ich das Paar, ob es auch Dinge gibt, über die sie sich einig sind. Ja, früher, ohne Kind, aber da gab es keinen Alltag aufgrund der unterschiedlichen Dienstzeiten, wo sie sich oft tagelang nicht sahen. Nach dem zweiten Termin mit der Familie, der ähnlich abläuft, rate ich zu einer Paarberatung, da ich sonst längerfristig die Beziehung gefährdet sehe – Frau R. hatte zuvor ihre Zweifel über den Fortbestand derselben ausgesprochen. Herr H. meint entschieden, es wird keine Trennung geben und sie bräuchten keine Paarberatung, weil sie sich lieben.

Diese junge Familie drückt in seltener Klarheit aus, wie problematisch eine derartige Uneinigkeit der Eltern für das Wohlbefinden und somit auch Schlafverhalten eines Kind sein kann. Dass sich diese Uneinigkeit, wie sich das Familienleben gestalten soll, auch sehr oft in der Unklarheit, wer eigentlich wo und bei wem schläft, niederschlägt und welche Konsequenzen dies für ein Kleinkind hat, wird im folgenden Kapitel beleuchtet.

1.3. Wer schläft in der Familie wo, bei wem und wann?

Viele von den Familien, die unsere Spezialambulanz aufsuchen, wissen nur eines: Ihr Kind soll durchschlafen. Bei näherem Nachfragen sind sie sich nicht einig, wie, wo und in welcher Konstellation sie die Nacht verbringen bzw. verbringen möchten. Wie kann man von den Kindern erwarten, dass sie in so einer unklaren Situation stabil, pünktlich und berechenbar funktionieren?

In dieser Tatsache spiegelt sich bereits viel von einer im Grun-

3 Bezeichnung für weitverbreitete Wiener Weinlokale mit Buffetbetrieb, wo man auch im Garten sitzen kann.

de unklaren Familienstruktur wider. Als Übergangsphänomen, speziell wenn das erste Kind geboren wird, ist es durchaus üblich, dass mehr oder weniger kurzfristig Verwirrung über die Schlafplatzverteilung herrscht. Es ist auch noch nicht klar, wie denn das Zusammenleben zu dritt praktisch funktionieren soll.

Sollte sich jedoch auch nach einem halben Jahr mit dem neuen Baby noch kein beständiger Schlafplatz für alle Beteiligten eingespielt haben oder sind Provisorien zu Lösungen auf unbestimmte Zeit geworden, bedarf es grundsätzlicher Überlegungen.

Die Frage, wer wo bei wem schläft, zeigt, wer in dieser Familie zu wem gehören soll und wer sich mit wem am wohlsten fühlt. Erinnern Sie sich an Ihre Schulzeit? Auf Skikursen oder ähnlichen Veranstaltungen ging man nur mit den besten Freunden ins Zimmer. Ähnlich kämpfte man in dem Alter um das Übernachten bei der besten Freundin / dem besten Freund als Zeichen besonderer Verbundenheit.

Wenn sich in einer Familie über einen längeren Zeitraum (mehr als 6 Monate) und bei einem gesunden Kind, das älter als 9 Monate ist, folgende Schlafkonstellation einpendelt, dann scheint in der Beziehung zwischen dem Elternpaar im Moment etwas nicht in Ordnung zu sein: Das Kind hat kein eigenes Bett und schläft konstant *zwischen* den Eltern. Das Kind schläft bei einem Elternteil und der andere Elternteil alleine anderswo oder gegebenenfalls mit dem zweiten Kind.

Im gleichen Maße ist es für ein Kind verwirrend, wenn nicht klar ist, wo sein Schlafplatz in der Familie ist. Gerade ein Kleinkind hat so viel mit sich selbst zu tun, um all den Eindrücken von außen und den heftigen, noch ungebremsten Gefühlen von innen Herr zu werden, dass es auf klare, überschaubare Regeln und Ordnungen innerhalb der Familie angewiesen ist. Ein ähnliches Problem hatte auch der 1,5-jährige Sebastian:

Sebastian kam mit seinen Eltern und seiner 3-jährigen Schwester zum Gesprächstermin. Die Eltern berichten, dass er in der Nacht dreimal schreiend wach wird und sich nur schwer beruhigen lässt. Auf die Frage, wie und wo er einschläft, meinen die Eltern, das sei unterschiedlich. De facto hat sich in der Familie A. ein wahrer »Schlaftourismus« entwickelt. Sebastian schläft immer entweder mit seiner Schwester / und oder einem oder beiden Elternteilen zusammen ein. Das zur Dramaturgie. Der Ort der Handlung wechselt ständig: entweder sein Bett, das seiner Schwester Lea oder das große Elternbett. Wacht er in der Nacht auf, verharrt er in dem Bett, wo er einschlief, bis die Eltern kommen und ihn mit zu sich nehmen, wohin auch im Weiteren die 3-jährige Lea mitwandert. Meistens übersiedelt dann der Vater aus Platzmangel in eines der Kinderbetten, die jedoch schon immer die Größe von Erwachsenenbetten hatten. Es kommt aber auch vor, dass er den schlafenden Sebastian, wenn er mit seiner Frau zu Bett geht, wieder ins Kinderbett zurückbringt.

Selbst für uns Erwachsene wäre es verwirrend, jede Nacht zwischen drei Schlafstellen in zwei Zimmern wechseln zu müssen und in einem anderen Bett neben einer anderen Person wieder aufzuwachen als dort und bei dem, wo und mit wem man eingeschlafen ist.

Sebastians Eltern wählten diesen Modus, da sie ihre Kinder auf keinen Fall repressiv erziehen wollten. Sie lebten in einer zufriedenen Beziehung und hatten einen einfühlsamen Umgang mit ihren Kindern. Was sie, beide aus strengen Elternhäusern, nicht erkannten, war, dass zu viel Freiheit Angst macht, weil dann der Rahmen fehlt, den Kinder brauchen, um sich auszukennen. Nicht umsonst schrie Sebastian einfach aus Irritiertheit über die sich mehrmals veränderte Schlafsituation, wenn er aufwachte. Eine mit der Familie besprochene Regelung über fixe Schlafplätze und das schrittweise Üben des alleinigen Einschlafens der beiden Kinder in ihrem Kinderzimmer ließen die nächtlichen Schreiattacken verschwinden.

Hieraus ergibt sich der **vierte Schritt**: Es gilt, über die gegenwärtigen Schlafplatzverhältnisse Klarheit zu schaffen. Wo und bei wem wollen Sie schlafen, wie möchte Ihr Partner diese Frage lösen und wollen Sie beide, dass Ihr Kind schläft? Wie in den ersten beiden Schritten gilt es, sich ehrlich über seine Wünsche und Motive klar zu werden, weil es auch nur dann eine für das Kind spürbare echte und klare Lösung geben kann. Dieser und der Frage, wo Kinder denn nun am besten schlafen sollen: im eigenen Bett oder in dem der Eltern, wird im folgenden Kapitel nachgegangen.

1.4. Eigenes Bett/Zimmer oder Elternbett/-zimmer?

Diese Frage stellen sich prinzipiell alle Eltern zu irgendeinem Zeitpunkt. Zuerst möchte ich kurz ausführen, was denn so landläufig »üblich« ist, um dann im Weiteren darauf einzugehen, was für die einzelnen Familien auch passend bzw. sinnvoll erscheint.

Generell ist die Entscheidung für das eigene Bett bzw. Zimmer oder für das Elternbett vom jeweiligen Alter des Kindes abhängig.

In unserer Spezialambulanz stellen wir einen häufig beobachteten Verlauf fest: Für den weit überwiegenden Anteil aller Familien mit einem Neugeborenen ist es so, dass sie ihr Baby bei sich im Elternschlafzimmer im eigenen Bettchen haben. Durch die nächtlichen Mahlzeiten des Babys entsteht jedoch oft ein Muster, dass das Kind an Brust oder Flasche bei den Eltern einschläft – und meistens auch, zumindest zeitweise, im Elternbett verbleibt. Ist es ein unruhiges Kind, das in dieser Zeit öfter weint, kommt es im Weiteren häufig dazu, dass entweder der Vater ins Wohnzimmer auswandert oder die Mutter mit Kind ins Kinderzimmer zieht. Dazwischen gibt es Mischformen, wo immer wieder auch zu dritt im Ehebett geschlafen wird, mit dem Kind in der Mitte.

Das Ganze geht dann über mehr oder weniger lange Monate so dahin, bis es einem der Beteiligten reicht. Entweder fordert der Vater oder die Mutter wieder den Platz neben dem Partner oder das Kind schläft trotz des Beiseins der Eltern auch nicht durch und genauso unruhig.

Bevor wir uns nun anschauen, was sinnvoll ist, ein kurzer Blick in die Statistik. Auch hier gibt es eigenartigerweise kaum Studien, die »in die Schlafzimmer von Eltern und Kindern schauen«. Eine Studie in Schweden (3) besagt, dass über 50 % aller Dreijährigen zumindest einen Teil der Nacht im Elternbett verbringen. Diese Zahlen sind sicher nicht hundertprozentig auf den deutschen Sprachraum umzulegen. Die nordischen Länder sind bis heute in ihren progressiven, familiären Gesellschaftsregeln diejenigen, die das strenge Regime der Nachkriegsjahre, wo es ein erzieherisches Muss war, dass Kinder getrennt von ihren Eltern schlafen, aufweichten.

Wie erwähnt, schlafen ca. 95 % aller Neugeborenen der uns vorgestellten Familien im Zimmer der Eltern und davon wieder fast alle im eigenen Bettchen, wenn sie auch Teile der Nacht, z. B. nach dem Stillen oder in den Morgenstunden, im Bett der Eltern verbringen.

Im 2. bis 3. Monat beginnt eine gewisse »Auswanderung«. Etwa 15 % aller Eltern, die wir kennenlernen, beginnen ihr Kind ins Kinderzimmer zu verlegen. Interessanterweise ist dieses Alter eine Art Knotenpunkt; wer es auch nach dem 3. Monat »geschafft hat«, im Elternschlafzimmer zu bleiben, der verbleibt auch darin bis gut über den ersten Geburtstag hinaus. Erst mit dem Wunsch nach einem zweiten Kind entsteht der Gedanke, das erste Kind möge doch im eigenen Zimmer schlafen. Oder wenn Eltern bemerken, dass ihr Kind trotz ihres Beiseins in der Nacht mehrmals aufwacht und immer sein Einschlafritual zum Weiterschlafen braucht bzw. stundenlang wach ist. Eine amerikanische Studie (4) belegt hierzu, dass Kinder, die bei den Eltern schlafen, nicht unbedingt besser schlafen, sondern sogar in der Nacht häufiger aufwachen.

Dies ist ebenso unsere Erfahrung. Wobei man einrechnen muss, dass unsere Schreiambulanz nur Eltern aufsuchen, die mit ihrem Kind ein einschlägiges Problem haben. Das bedeutet also nicht, dass deswegen zwangsläufig alle Kinder, die im Zimmer der Eltern schlafen, schlechter schlafen. Bei Kindern, die mit dem Schlafen Probleme haben, scheint es aber so zu sein.

Kinder, die schlecht schlafen können, sind in allen Fällen sensible und manchmal auch leichter irritierbare Kinder, denen der Übertritt vom Wach- in den Schlafzustand – und manchmal auch umgekehrt – schwerer fällt. Sind sie nun die Eltern oder die Flasche zum Einschlafen gewohnt, werden sie sie in der Nacht zum Weiterschlafen auch benötigen. Da sie den Übergang in den Schlaf auch nicht alleine schaffen, sind sie störanfälligere Schläfer, die oft ein kleines Geräusch aufweckt. Sich zu mehreren Personen in einem Zimmer zu befinden bedeutet, rein energetisch, mehr Spannung – auch wenn zwischen den Beteiligten gerade das beste Einvernehmen herrscht. Noch ein Stück »spannender« wird es, wenn gerade die Familienstimmung nicht zum Besten steht.

Nun zu dem Punkt, was denn für die jeweilige Familie als sinnvoll und angenehm erscheint. Es gibt Familien, die gerne miteinander in einem Zimmer oder Bett schlafen, und solche, die getrennte Schlafzimmer bevorzugen. Nichts davon ist richtig oder falsch. Man sollte sich nur über die jeweilige Motivation einer gewählten Lösung klar sein und sich versichern, ob sich dabei auch alle Beteiligten wirklich wohl fühlen.

Paradoxerweise muss nicht die eventuell schon seit Monaten bestehende Schlafkonstellation auch wirklich die beste für alle Beteiligten sein. Jeder nimmt nur oft vom anderen an, dass er es so möchte oder dass es eben für das Kind »das Beste« sei.

Ich frage alle Eltern, die zu uns in die Beratung kommen, zu deren Erstaunen, ob sie in der von ihnen beschriebenen Schlafkonstellation, abgesehen von dem nächtlichen Aufwachen des Kindes, auch wirklich gut schlafen. Nicht wenige Familien nehmen Schlafkonstellationen in Kauf, bei denen sie alles andere als entspannt schlafen – selbst wenn das Kind durchschlafen würde.

Dabei habe ich in unserer Ambulanz noch keine Familie getroffen, wo alle Beteiligten angaben, gut im gemeinsamen Bett zu schlafen. Meistens sind es die Mütter, die durch Bewegungen oder Atemgeräusche ihres Kindes gar nicht tief schlafen können. Väter geben im Großteil der Fälle an, dass ihr Schlaf durch nahezu nichts störbar ist, aber der zunehmende Platzmangel sie stört. Und das Kind vermittelt durch sein oftmaliges Aufwachen und den unruhigen Schlaf, dass diese Konstellation auch nicht wirklich ideal ist. Wenn Familien trotzdem an der Lösung »alle in einem Bett« festhalten, gibt es andere, oft verdeckte Gründe.

Ebenso gibt es den umgekehrten Fall, wo Mütter jedem Mucks des Babyfons in der Nacht lauschen und leiden, weil das Baby im Kinderzimmer schläft, sie es aber dem Partner zuliebe tun.

Bevor Sie in einem **fünften Schritt** von Ihrer Seite aus die, hoffentlich gemeinsame, Entscheidung, wo Ihr Kind schlafen soll, treffen, sollten Sie sich fragen, warum Ihr Kind bei oder zwischen Ihnen liegen soll und was für oder gegen ein Verlegen ins eigene Bett und ins eigene Zimmers spricht. Unerfüllte Nähebedürfnisse eines Elternteils oder im Gegenzug das Distanz-Schaffen zum Partner sind für ein Kind schlechte Voraussetzungen, um einen friedlichen Schlaf zu finden.

Betrachtet man die Seite des Kindes, so gibt es in jeder Altersstufe aus entwicklungs- und tiefenpsychologischer Sicht sinnvoll erscheinende Schlafkonstellationen, die im folgenden Kapitel genau ausgeführt werden.

2. ALTERSGEMÄSSE ENTWICKLUNG DES SCHLAFS – und wie Sie Ihr Kind unterstützen können

Die folgenden Unterkapitel beschreiben, wie sich auf rein physiologischer Ebene der Schlafprozess entwickelt, was es mit den unterschiedlichen Schlafphasen auf sich hat, wie das Ganze entwicklungspsychologisch zusammenhängt und wie und wodurch in jeder Altersstufe der Schlaf eines Kindes unterstützt bzw. belastet werden kann.

In jeder Altersstufe werden wir uns ein bisschen in die Welt des Kindes hineinversetzen, um so vielleicht die Innenwelt in diesem »sprachlosen« Alter etwas besser verstehen zu lernen. Es werden Fragen, wie etwa, wo ein Kind am besten schläft oder wie man ihm das Einschlafen erleichtern kann, für jede Altersstufe beantwortet. Die erwähnten Tipps und Hilfestellungen betreffen generell Kinder der jeweiligen Altersstufe und sind noch nicht als Ursachen bzw. Lösungen von wirklichen Schlafproblemen anzusehen.

Eine Ausnahme bildet jedoch das Neugeborenenalter, da es hier um grundsätzliche Adaptionsprobleme an die Welt geht, die sich meist in einer Kombination von Schrei-, Schlaf- und vielleicht auch Fütterungsproblemen zeigen. Sie werden schon jetzt ganz konkrete Hilfestellungen erfahren, die sich als nützlich erwiesen haben.

Bevor wir uns jedoch eingehender mit dieser Thematik beschäftigen, schauen wir uns kurz an, wie viel denn ein »statistisches Durchschnittskind« je nach Altersstufe so täglich schläft:

Neugeborene schlafen noch etwa 16,5 Stunden, davon etwa die Hälfte je tags und nachts. Babys mit 3 Monaten schaffen schon rund 10 Stunden in der Nacht und 5 Stunden am Tag. Mit 6 Monaten schläft das »Durchschnittsbaby« etwa 11 Stunden in der Nacht und 3 Stunden am Tag. Ein Einjähriges schläft genauso seine 11 Nachtstunden, verkürzt jedoch schon den Tagschlaf auf 2 Stunden. Beim Eineinhalbjährigen verringert sich dieser, bei gleicher Nachtschlafdauer, auf 1,5 Stunden.

Nun wird zunehmend weniger geschlafen: Zweijährige kommen mit ca. 10 Stunden Nachtschlaf und 1,5 Stunden Tagschlaf aus. Das Dreijährige schläft tagsüber nur mehr knapp eine Stunde und ab dem 4. Geburtstag ist es überhaupt aus mit den Nachmittagsschläfchen. Dafür pendelt sich der Nachtschlaf bei rund 11 Stunden ein, was fast bis zum 8. Geburtstag hin so bleibt. Erst mit 10 Jahren brauchen Kinder nunmehr 10 Stunden Schlaf.

Sollten Sie nun entsetzt sein, dass Ihr Baby vielleicht viel weniger schläft, als es »sollte«, oder hoch erfreut, dass Ihr Kind scheinbar ausreichend schläft, aber doppelt verwundert, warum es trotzdem so oft aufwacht, werden vielleicht die nächsten, altersgemäß aufgebauten Kapitel etwas Klarheit bringen.

2.1. Das Neugeborenenalter (0 bis 3 Monate)

Das gesamte Säuglingsalter unterteilt sich in vier große Abschnitte, den Trimeni. Das ergab sich, weil in jedem dieser Abschnitte das Baby einen großen Entwicklungssprung macht, ja sich nahezu von heute auf morgen verändert. Das **erste Trimenon,** das Neugeborenenalter, ist die Zeit von der Geburt bis zum 3. Monat. Der zweite Abschnitt geht vom 4. bis inklusive 6. Monat, der dritte vom 7. bis 9. Monat und der letzte vom 10. Monat bis zum ersten Geburtstag. Was für Eltern oft schwierig ist, ist, dass sich innerhalb des ersten Jahres so oft die »Spielregeln« ändern.

Beginnen wir als erstes mit dem Neugeborenenalter:

Unter Neugeborenen möchte ich alle Säuglinge bis zum dritten Lebensmonat, also dem ersten Trimenon, einschließen. Der Umgang und das Verständnis mit diesen »kleinen« Babys, was das Schlaf- bzw. Schreiverhalten betrifft, ist nämlich derselbe.

Ein Neugeborenes schläft meist nicht mehr als 1,5 bis 3 Stunden am Stück, egal ob während des Tages oder in der Nacht. Ihre Tiefschlafphasen sind noch nicht so ausgeprägt und der Anteil an Traumschlafphasen (auch REM-Phasen = rapid eye movement genannt) liegt noch bei 50 %. Deswegen erscheint vielen Eltern zu Recht der Schlaf ihres Neugeborenen als besonders unruhig. Das ist also kein schlechtes Zeichen für Unruhe, sondern in dieser Altersgruppe wegen der Traumaktivität ganz normal. Erst im dritten Lebensmonat beginnen ganz eifrige Babys meist von Mitternacht bis 5 oder 6 Uhr morgens durchzuschlafen. Und damit rechnet man ja.

Womit man nicht rechnet, ist, dass das Schlafen während des Tages nicht klappt. Wobei keiner etwas gegen ein stundenlang fröhlich vor sich hinschauendes Baby hätte – das wäre in den Augen der Eltern kein Schlafproblem. Erst wenn ein Baby, anstatt friedlich zu schauen, zu schreien beginnt und sich längere Zeit nahezu durch nichts beruhigen lässt, dann hat es ein Schreiproblem.

Es ist interessant, dass fast alle Eltern, die mit Schreibabys in unsere Ambulanz kommen, eigentlich ein Schlafproblem haben; die kleinen Zwerge schreien aus totaler Übermüdung, speziell in den Abendstunden. Keinem Elternpaar ist aber bewusst, dass ihr Kind ein Schlafproblem hat. Somit ist es offensichtlich, dass zwischen Schlafen und Schreien ein enger Zusammenhang besteht und ein Schreibaby eigentlich (auch) ein Schlafproblem hat.

Warum es einem Baby so schwerfällt, einzuschlafen und längere Schlafblöcke miteinander zu verbinden, hat mit den **unterschiedlichen Schlafphasen** eines Kind zu tun.

Mittlerweile ist es eine allgemein bekannte Tatsache, dass der

Schlaf kein gleichförmiges Dahindämmern ist, sondern aus Tief- und Leichtschlafphasen besteht. Die Tiefschlafphasen werden mit Nicht-REM-Schlaf bezeichnet, die Leichtschlafphasen mit REM-Schlaf (REM: rapid eye movement = schnelle Augenbewegungen). Jeder kennt bei seinem Kind diese REM-Schlafphasen, wo Kinder oft unruhig im Bett liegen und die Augen unter den Lidern bewegen; sie träumen. Innerhalb der Nicht-REM-, also der Tiefschlafphasen unterscheidet man noch zwischen leichtem und tiefem Nicht-REM-Schlaf. Jeder Mensch wechselt in einer Nacht mehrmals zwischen den einzelnen Schlafphasen hin und her.

Ein Kind unter sechs Monaten hat noch keine wirkungsvollen Möglichkeiten, die einzelnen Schlafphasen aktiv miteinander zusammenhängen zu können. Manche Kinder sind darin jedoch besonders begabt und schaffen dieses Zusammenhängen mit wenigen Wochen. Aber Eltern solcher »Wunderbabys« werden sich wohl nicht in unserem Kreis befinden.

Die allermeisten Babys brauchen jedoch mehr oder weniger lang dauernde Einschlafhilfen, meist in Form von Herumtragen oder Gefüttertwerden, um in den Schlaf zu sinken. Sie schaffen diesen Übergang vom Wach- in den Schlafzustand einfach nicht. Todmüde starren sie vor sich hin, weinen und können aber trotzdem nicht einschlafen. Endlich in den Schlaf gebracht, wachen sie im ungünstigsten Fall nach 45 Minuten (einem Tiefschlafblock) wieder auf, brauchen wieder genau diese (in dem Fall) Weiterschlafhilfe. Diese anstrengende Erfahrung machen fast alle Eltern. Und im allerungünstigsten Fall nützt auch ein erneuter Versuch, das Kind wieder einzuschaukeln, nichts. Es widersetzt sich hartnäckig allen Einschlaftricks, um nach etwa einer knappen Stunde mehr oder weniger quengeligen Wachseins wieder in eine Schreiphase zu fallen.

Warum schreien Babys in den ersten drei Lebensmonaten so häufig?

Dazu gibt es unterschiedliche Theorien. Gleich vorneweg: Die berühmten Drei-Monats-Koliken sind für die Säuglingsforschung nicht die Ursache von vermehrtem Schreien, was nicht heißt, dass Babys nicht auch unter Koliken leiden können.

Für die Beantwortung dieser Frage versuchen wir uns etwas in ein Neugeborenes hineinzuversetzen: Jedes ganz kleine Baby hat am Anfang mehr oder weniger große Schwierigkeiten, sich an das Leben außerhalb des Mutterbauches zu gewöhnen. Und die ersten zwei Monate hat es noch eine Reihe anderer Probleme. Zum Beispiel ist die Koordination der Grobmotorik, sprich seine Ärmchen und Beinchen ruhig halten zu können, noch unausgereift. Für ein Baby ist das sehr ärgerlich. Kaum in Rückenlage, beginnt ein Rudern um Gleichgewicht, was das Einschlafen verdammt schwierig werden lässt. Hat man es endlich geschafft, ein bisschen einzudösen, schon reißt man sich selber wieder aus dem Schlaf. Und da soll man nicht verdrießen! Für einen Erwachsenen muss es sich ähnlich hilflos anfühlen, wenn er stockbetrunken und dazu noch übermüdet ist. Es ist vielleicht ein drastischer Vergleich, aber er kann Eltern verdeutlichen, was es heißt, sich so schlecht unter Kontrolle zu haben.

Und dann die Sache mit den Außenreizen. Nichts ist herrlicher, als eine Lichtquelle anzustarren; denn dabei kann man sich schön konzentrieren und leichter seine »sieben Zwetschken«[4] bei sich halten. Aber plötzlich kann das Anstarren zu viel werden und aus ist es mit der Beherrschung. Lebhaft grimassierende, laut sprechende Gesichter von Mami und Papi und all den anderen begeisterten Besuchern sind faszinierend zu beobachten – aber ganz plötzlich dann wieder zu viel des Guten.

Für ein Baby ist es enorm harte Arbeit, all das, was an Eindrü-

4 Wiener Ausdruck: seine Sachen zusammenhalten – hier ist gemeint, Ärmchen und Beinchen halbwegs unter Kontrolle zu haben.

cken einstürmt, zu verarbeiten. Sie müssen sich das wie mit einer etwas zu kleinen Festplatte vorstellen, auf die dauernd Information geladen wird. Denken Sie, wie erschlagen von Eindrücken man sich als Erwachsener fühlt, wenn man z. B. in einem fremden Land im Urlaub ist. Wir Erwachsene haben uns aber meist ganz gut im Griff, sprich schon ein hohes Maß an *Selbstregulationskompetenz erreicht,* d. h. ich kann mich selber regulieren, sprich beruhigen. Das muss ein Baby erst mühsam entwickeln.

Darum sind Babys so darauf angewiesen, regelmäßig im Schlaf aufzutanken. Ein unausgeschlafenes Baby ist all den Innen- und Außenreizen ähnlich hilflos ausgeliefert wie ein ganz kleines Fischerboot auf stürmischem Meer; die Kentergefahr ist groß. Und Kentern heißt bei Babys, die innere Fassung verlieren und schreien. Einen anderen Ausdruck, neben dem nicht ganz so effektiven Saugen, zur Spannungsabfuhr haben sie noch nicht.

Was können Sie nun tun, um Ihrem Baby in den Schlaf zu helfen?

Diese Frage lässt sich nur in zwei Stufen beantworten. Im Vorfeld muss man einem Neugeborenen zu einem Rhythmus verhelfen, in dem der Schlaf einen Teil darstellt. Ein regelmäßiger Rhythmus ist für jedes Kind jeden Alters, eben aus genannten Gründen, wichtig, da er einen Rahmen gibt. Für viele Eltern ist das Wort Rhythmus negativ besetzt aus der Zeit der 4-Stunden-Regelung, wo ein Säugling genau um 6.00, 10.00, 14.00, 18.00 und 22.00 Uhr seine Mahlzeiten bekam und dazwischen eben brüllen musste.

Eltern, die mit Schreibabys zu uns kommen, haben meist keinen vorhersehbaren Rhythmus. Zum einen ist das normal, da ein Baby diesen erst entwickeln muss. Zum anderen braucht es dabei aber auch Ihre Hilfe. Überlässt man die ganze »Arbeit« dem Baby, entsteht oft so etwas wie ein »Hoppelrhythmus«, der so aussieht: 10 Minuten schreien, 10 Minuten trinken, 10 Minuten schlafen usw., oft über Stunden hinweg.

Das Ganze bewirkt einen grandiosen Teufelskreis. Ein Säugling mit einem derartigen Muster ist weder ordentlich hungrig noch ordentlich satt und weder sehr müde noch ausgeschlafen. Er ist eigentlich nur mehr »aus der Fassung« – und schreit. Durch das Schreien schluckt er zwangsläufig Luft, was wiederum seine Blähungen begünstigt, um die es, ob des dauernden Essens, sowieso nicht zum Besten steht.

Die dazugehörende Mutter ist ebenso mit ihren Nerven am Ende. Völlig genervt wird dann das schreiende Baby herumgetragen, gewiegt, gesungen, geschupft etc., das sich bei dieser Prozedur vielleicht die besagten 10 Minuten lang (ein Kurzschläfchen) beruhigt – um dann weiterzubrüllen.

Helena mit ihren 5 Wochen war auch so ein »Hoppelrhythmusbaby«, deren Tagesablauf so aussah: (s. Seite 42.)

Ich brauche nicht zu erzählen, wie fertig Helenas Eltern waren. Gleichzeitig litt Helenas Mutter unter starken Schuldgefühlen, weil sie heftige Aggressionen gegen ihr Kind spürte, das all ihre Beruhigungsversuche völlig zu ignorieren schien.

Was hilft in so einer Situation?

- Als allererstes ein **vernünftiger Rhythmus.** Diesen erreicht man folgendermaßen: Man beginnt mit den Mahlzeiten. Es ist nicht sinnvoll, ein Baby unter 1,5 Stunden (Abstand vom Ende der letzten bis zum Beginn der nächsten Mahlzeit) zu füttern. Ihr Kind hat dazwischen nicht Hunger, sondern sein Saugen ist Zeichen des angeborenen Saugreflexes, der Säuglingen ja ihren Namen gibt. Außerdem lernt ein Baby so schwer, ein natürliches Hunger-Sättigungs-Gefühl zu entwickeln. Halbsatte

TAGESABLAUF

Name des Kindes: Helena

Datum: 8. 7. 98

Papa ab 20.00 da

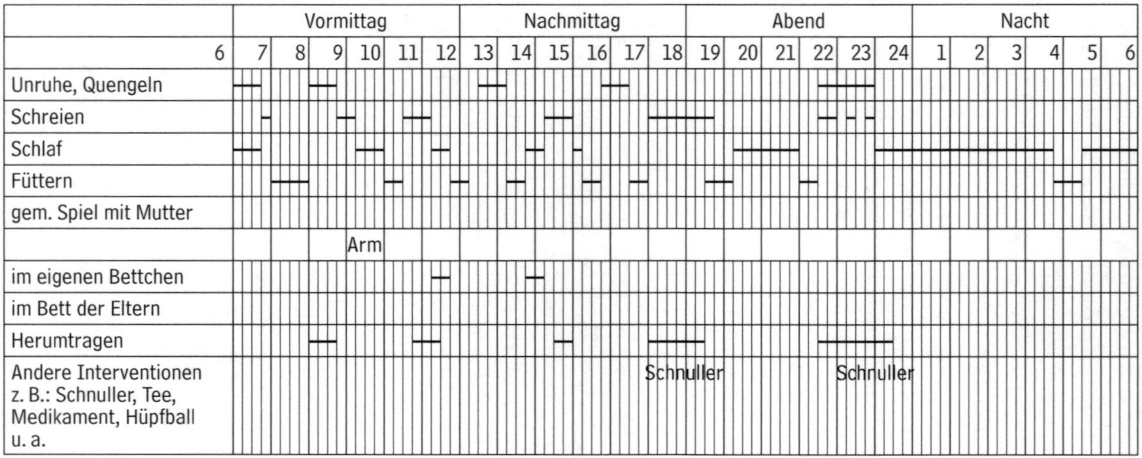

Um wie viel Uhr haben Sie Ihr Kind am Abend zum Schlafen hingelegt? ______

Wie lange braucht Ihr Kind zum Einschlafen? ______

Wie oft ist es in der Nacht aufgewacht? ______

Wie haben Sie sich heute gefühlt?

Sehr glücklich ___X___________ Sehr unglücklich

Sehr frisch _______________X Sehr erschöpft

Sehr entspannt _______________X Sehr abgespannt

(Bitte auf den Linien ankreuzen)

Säuglinge saugen mehr oder weniger lustlos an der Brust oder der Flasche herum, was viele Mütter oft zusätzlich noch in die Sorge versetzt, ob das Kind denn genug bekomme.

- Bei Stillkindern ist wichtig: Lassen Sie Ihr Baby zuerst eine Brust ganz austrinken. Die Vormilch ist stärker lactosehaltig (stillt Durst, fördert jedoch – ausschließlich genossen – Blähungen). Erst nach etwa 10 Minuten wird die fetthaltigere »Hauptmilch« produziert, die naheliegender Weise sättigt. Ihr Baby sollte also eine Brust ausgetrunken haben, bevor Sie ihm die andere Seite anbieten. Meist wird es an der zweiten Seite deutlich weniger trinken, mit der Sie dann wieder die nächste Brustmahlzeit beginnen. Eine Stillmahlzeit dauert somit, je nach Alter und Temperament des Babys, 15 bis maximal 45 Minuten, inklusive Aufstoßzeiten. Mehr wäre Ihrer Brust auch nicht zuträglich.

Babys in den ersten Lebenswochen schlafen während des Trinkens noch häufig ein. Falls sie dadurch immer wieder zu wenig pro Mahlzeit trinken und dann kürzere Stillabstände verlangen, kann man sie mit Wangenstreicheln oder Hochnehmen sanft zum Weitertrinken animieren.

Babys, die besonders gerne saugen, aber den Schnuller verweigern, kann man den Zweistundenabstand mit Tee überbrücken. Generell entwickelt sich zum dritten Monat hin ein 3- bis 4-Stunden-Abstand, der Kindern im Allgemeinen gut tut.

So, ist diese erste Hürde genommen, ein erster Rahmen gegeben, kann man mit den Einschlafhilfen beginnen. Prinzipiell können Sie davon ausgehen, dass ein Neugeborenes alle eineinhalb Stunden müde ist und schlafen sollte. Tagesablaufprotokolle, wie Sie auch im Anhang dieses Buches eines finden, sind für Eltern mit Babys, die schwer einen Rhythmus finden, eine große Hilfe.

Mit ihrer Hilfe kann man deutlich erkennen, dass Schreiphasen eigentlich dann einsetzen, wenn der Säugling übermüdet ist, aber nicht einschlafen kann. Der Tagesablauf von Benjamin ist ein gutes Beispiel: (s. Seite 45.)

Wie kann man einem kleinen Baby in den Schlaf helfen?

Vorerst gilt es zu klären, ob das Schreien des Säuglings von der Müdigkeit stammt. Bei ganz kleinen Babys ist eine Unterscheidung schwer, da sie Müdigkeit noch nicht so zeigen wie bspw. ein 5 Monate altes Kind, das in den Augen rubbelt und quengelig wird. Neugeborene reagieren noch schlagartig und ohne Vorwarnung, was sie für unerfahrene Eltern so schwer berechenbar macht. Über den Daumen gepeilt ist die 1,5-Stunden-wach-sein-Regel aber hilfreich.

Prinzipiell ist es vernünftig, wenn Sie Ihr Kind zum Schlafen in sein Bettchen legen, da kein Mensch über mehrere Stunden eine ruhige »Schlafunterlage« für ein Baby sein kann. Allerdings brauchen Neugeborene noch viel Körperkontakt, da sie auf diese Weise ein Gefühl für ihre Körpergrenzen bekommen. Denn erst durch den Körperkontakt mit einem anderen kann erfahren werden, wo ich aufhöre und wo ich anfange. Das Gleiche gilt für die emotionalen Grenzen bei Kleinkindern: Was willst du und was will ich? So lernen Kinder, sich körperlich und seelisch zu spüren und abzugrenzen. In den ersten 2 bis 3 Monaten gibt es noch kein »Verwöhnen«[5], da braucht Ihr Neugeborenes uneingeschränkt Ihre Hilfe, weil es sich selber noch wenig helfen kann.

- Also ist es in *diesem Alter* durchaus sinnvoll, das Baby viel im Arm zu halten und auch ruhig auf sich einschlafen zu lassen.

Viele Babys wachen jedoch auf, wenn man sie dann ins Bett legt.

5 Unter Verwöhnen verstehe ich, einem Kind – aus was für Gründen auch immer – zu verunmöglichen, mit altersgerechten (!) Frustrationen alleine fertig zu werden und so seine Selbstregulationskompetenz und im Weiteren Autonomie zu untergraben.

TAGESABLAUF

Name des Kindes: Benjamin

Datum: 10. 3. 98

Oma auf Besuch

	Vormittag						Nachmittag						Abend						Nacht					
6	7	8	9	10	11	12	13	14	15	16	17	18	19	20	21	22	23	24	1	2	3	4	5	6
Unruhe, Quengeln																								
Schreien																								
Schlaf																								
Füttern																								
gem. Spiel mit Mutter																								
im eigenen Bettchen																								
im Bett der Eltern																								
Herumtragen																								
Andere Interventionen z. B.: Schnuller, Tee, Medikament, Hüpfball u. a.											Schnuller Hüpfball													

Um wie viel Uhr haben Sie Ihr Kind am Abend zum Schlafen hingelegt? 18.00 Uhr

Wie lange braucht Ihr Kind zum Einschlafen? 1 Std. 10 Min.

Wie oft ist es in der Nacht aufgewacht? 1×

Wie haben Sie sich heute gefühlt?

Sehr glücklich ——X—— Sehr unglücklich

Sehr frisch ————X Sehr erschöpft

Sehr entspannt ————X Sehr abgespannt

(Bitte auf den Linien ankreuzen)

Damit dies klappt, müssen Sie warten, bis Ihr Kind tief schläft. Das erkennen Sie an seinen geöffneten Fäustchen und an der schlaffen Haltung, die sich nach ca. 10 bis 20 Minuten nach dem Einschlafen einstellt. Dann können Sie es ruhig in sein Bett legen, es wird nicht aufwachen.

Kann Ihr Kind nicht auf Ihnen einschlafen, weil es dadurch zu abgelenkt ist, legen Sie es in sein Bettchen. Geben Sie ihm dazu ein Stück Stoff, das nach Ihnen riecht, z. B. ein getragenes T-Shirt. Dunkeln Sie das Zimmer ganz ab und setzen Sie sich neben Ihr Kind. Spieluhren oder Mobiles sind unnötige Ablenkungen, die irritierbare Kinder beim Einschlafen nur stören.

Unruhige Kinder schlafen oft am besten in der Bauchlage, da sie sich in dieser Lage nicht aus dem Schlaf reißen können. Viele Kinderärzte raten davon jedoch ab. Falls Sie große Angst vor SIDS (sudden infant death syndrom oder Plötzlicher Säuglingstod) haben, dann legen Sie Ihr Kind in die Seitenlage. Manche Kinder zeigen im Laufe der Zeit deutlich, in welcher Position sie sich wohlfühlen.

- Legen Sie Ihren Unterarm auf seinen Körper und Ihre Hand auf sein Köpfchen, und streicheln Sie über Stirn und Nasenrücken. Das beruhigt viele Kinder. Lassen Sie sich durch das Schreien des Babys nicht verunsichern; es tut sich eben schwer, in den Schlaf zu finden. Aufstehen und Herumtragen ist aber keine Alternative. Wer müde ist, muss schlafen dürfen.
- Es ist nicht sinnvoll, das Baby bei jedem Quäker sofort hochzunehmen. Warten Sie ein bisschen, ob es sich nicht von alleine beruhigt und vielleicht fürs Weiterschlafen nur mal kurz ein Kopfstreicheln benötigt.
- Viele Kinder mögen begrenzte Schlafplätze. Also polstern Sie das Bett Ihres Babys mit einer Stillschlange oder einer ähnlichen wurstartigen Umrandung wie einer zusammgerollten Decke

aus. Manche Kinder lieben es, mit einer Windel halb über dem Gesicht zu schlafen, um besser abschalten zu können.

- Etlichen Neugeborenen hilft auch, wenn man sie in einem akuten Schreikoller körperlich begrenzt, indem man sie beispielsweise in ein Trage- oder Tischtuch wickelt, sodass Arme und Beine nicht mehr »davonfliegen« können und auch der Kopf sich nicht nach hinten biegen kann.
  In einer körperlich derartig aufgelösten Haltung würde sich auch kein aufgeregter Erwachsener beruhigen; instinktiv kauert man sich zum Trost in sich zusammen.
- Nützt dies alles nichts, so können Sie sich die ersten Wochen mit Spazierengehen oder An-der-frischen-Luft-schlafen-Lassen (Balkon, Terrasse) helfen. Generell empfiehlt es sich, mindestens einmal täglich für 1 bis 2 Stunden mit dem Säugling nach draußen zu gehen; extreme Wetterlagen ausgenommen.
- Ebenso wichtig ist, was Sie für sich tun. Kein Mensch ist 24 Stunden am Tag fit für ein Baby, daher sollte es oberstes Gebot sein, in der Anfangszeit, wo Kinder noch vermehrt schreien, einen Schichtdienst einzurichten.
  Dass die erste Zeit mit einem Neugeborenen Schwerarbeit ist, ist allgemein bekannt. Daher auch die alte Tradition, dass in einer frisch gebackenen Familie die Großeltern Dinge wie Kochen, Waschen und Putzen übernehmen. Fühlen Sie sich mit Ihren Eltern/Schwiegereltern in der Wohnung nicht so wohl, dann ist vielleicht die Hilfe einer Freundin oder eine Haushaltshilfe sinnvoller. Auf all die emotionalen Aspekte dieser ersten Zeit, die mindestens genauso wichtig sind, wird in Teil II, Kapitel 3.3., eingegangen.

Ihre Ausgeglichenheit ist deswegen so wichtig, weil man eben nur wirklich ruhig ein aufgeregtes Baby beruhigen kann. Und, in dem Fall, leider kann man Ruhe einem Kind nicht vorspielen. Sie würden sich auch nicht beruhigen, würde Ihr verärgerter Partner Sie im Arm halten und Sie genau merken, was los ist.

Also ist es wichtig, dass Sie einen »Radeldienst« einführen; sprich, dass stundenweise abgewechselt wird, wer für das Baby zuständig ist. Der, der gerade »frei« hat, sollte möglichst aus der Wohnung gehen. Es wird Sie nicht sehr entspannen, Ihr schreiendes Baby mit bemühtem Partner im Nebenraum auf und ab gehen zu hören. Segensreich ist es auch, nicht allzu viel Zeit mit dem Neugeborenen alleine zu verbringen. Die Anwesenheit von vertrautem (!) Besuch oder selber »Gast« bei den Großeltern zu sein ist für Mütter im Tagdienst eine große Hilfe.

Können schon Babys schlecht träumen?

Eine Frage, die häufig von Eltern gestellt wird, ist, ob Babys schon schlecht träumen können. Trotz der Intensivierung der Säuglingsforschung in den letzten Jahren kann diese Frage nicht eindeutig beantwortet werden, da keiner sich wirklich in das Erleben eines Säuglings hineinversetzen kann. Da Babys neurologisch nachweisbare Traumschlafphasen haben, werden sie auch eine Art von Traumerleben haben, das sich jedoch vom Träumen älterer Kinder oder Erwachsener unterscheidet.

Säuglinge haben noch keine Begriffe und Kategorien von der Welt. Sie träumen also nicht ganze Handlungen oder Episoden, wie sie bspw. Kleinkinder schon träumen. Dies bildet sich erst gegen Ende des ersten Lebensjahres langsam heraus. Sie erkennen es, wenn das Kind plötzlich jedes Tier als »Wau-Wau« bezeichnet; für eine scharfe Unterteilung in die Kategorie Hund fehlt dem Kind noch die intellektuelle Reife. So nimmt man an, dass Träume mehr schemenartigen, gefühlsgefärbten Charakter haben, aber sehr wohl auch lustvolle bzw. unangenehme Färbung annehmen können. Unserer Erfahrung nach spielt Schlecht-Träumen *für sich* eine untergeordnete Rolle als Ursache für Schlafstörungen *im Säuglingsalter.* Warum?

Die Aufgabe des Traums ist es, Erfahrungen während des Tages und innere Impulse sowie Gefühle zu verarbeiten. So ist somit nicht der schlechte Traum Ursache für schlechten Schlaf, sondern Ergebnis unverarbeiteter Erlebnisse und Gefühle. Wie schon das Sprichwort »Ein gutes Gewissen ist das beste Ruhekissen« den Zusammenhang zwischen innerem Konflikt und Schlaflosigkeit beim Erwachsenen darstellt, spielen im Kindesalter innere Konflikte eine ähnliche schlafstörende Rolle. Und innere Konflikte entstehen primär aus der Wahrnehmung von atmosphärischen Konflikten innerhalb der Familien.

So ist auch die paradoxe Tatsache zu erklären, warum zu Hause so lärmempfindliche Babys plötzlich in großer Runde friedlich vor sich hin schlummern – und ihre übernächtigten Eltern in Erklärungsnotstand bringen. Säuglinge sind Atmosphärenwesen, d. h. sie sind dort am ruhigsten, wo die Stimmung am entspanntesten ist. Da sie sich noch nicht intellektuell erklären können, wieso die Mami oder der Papi jetzt gerade nervös oder unglücklich sind, sind sie diesem Gefühl schutzlos ausgeliefert.

- Darum gilt: Halten Sie sich dort mit Ihrem Säugling auf, wo Sie sich am wohlsten fühlen. Manche Babys schlafen im Einkaufszentrum besser als in der stillen Wohnung, einfach weil dort auch manche nervöse Mutter besser abgelenkt ist.

Schreien Babys aus Trennungsangst, wenn man sie ins Bett legt?

Diese Frage kann klar mit »Nein« beantwortet werden. Erst gegen den ersten Geburtstag hin lernen Kinder Trennungsangst im engeren Sinne kennen. Aber es ist ihnen wohl unangenehm, vom warmen, kuscheligen Arm der Eltern ins kühle Bett gelegt zu werden. Probieren Sie aus, mit einer Wärmflasche das Babybett vorzuwärmen, bzw. gönnen Sie Ihrem Baby in den ersten Wochen, wann immer es möglich ist, das noch so notwendige Gefühl des Gehaltenwerdens. Hier kann ein Tragetuch wertvolle Hilfe leisten.

Wo soll das Neugeborene am besten schlafen?

In den ersten Wochen legen fast alle Eltern ihr Baby zu sich ins Schlafzimmer, jedoch in ein eigenes Bett. Das erscheint mir sehr sinnvoll. So kann man das Baby jederzeit hören und sofort auf sein Weinen reagieren, was in dieser frühen Zeit sehr wichtig ist. Ebenso ist es praktisch, das Kind nach der Nachtfütterung vielleicht zu sich ins Bett zu nehmen und dann wieder in sein Bettchen zu legen.

Wie bereits erwähnt, schlafen speziell Mütter aber schlecht die ganze Nacht in einem Bett mit ihrem Neugeborenen, da sie stets in Alarmbereitschaft sind und Angst haben, sich auf das Kind zu legen. Falls Sie jedoch wirklich gut zu dritt schlafen – Ihr Mann sollte nicht deswegen ausquartiert werden –, spricht nichts dagegen, dies auch zu tun. Während des Tages schlafen Kinder gerne in Betten/Wiegen etc., die eine gewisse Begrenzung haben, sprich nicht zu groß für sie sind, dass sie sich darin verloren vorkommen. Ich halte es für wichtig, dass das Baby prinzipiell seinen eigenen Schlafplatz hat, einfach auch als äußeres Symbol, dass man ihm »Platz« in der Familie einräumt, so wie jedem anderen auch.

Wie viel oder wie wenig Ihr Baby in dieser ersten Zeit auch schreit, Sie können sich sicher sein, die langen Schreiphasen werden sich ab Ende des 3. Monats ändern. Warum – oder, in seltenen Fällen, warum auch nicht –, lesen Sie im folgenden Kapitel.

2.2. Das Säuglingsalter (4 bis 12 Monate)

Beginnen wir im zweiten Trimenon, also bei Kindern im vierten bis sechsten Monat

Diese Änderung wird von den Eltern freudig begrüßt. Plötzlich lässt sich das Baby weglegen und schaut oft bis zu einer Stunde nur zufrieden sein Mobile an. Alles jederzeit sehen zu können ist jetzt angesagt. Deshalb setzt der Säugling auch beim Trinken immer wieder ab, um sich umzuschauen oder mit der Mutter zu plaudern.

Endlich hat er sich so ziemlich im Griff: Schluss mit der dauernden Unkoordiniertheit von Armen und Beinen oder der Kurzsichtigkeit. Und das gezielte Greifen nach interessanten Dingen wird auch immer besser; kurz, die Selbstregulationskompetenz steigt und somit auch seine Fähigkeit, kleine Wartezeiten gut auszuhalten.

Das bedeutet, dass das Baby, wenn Sie gerade in der Küche den Salat schneiden und es neben sich stehen haben, ruhig ein bisschen warten kann, bis Sie mit Ihrer Arbeit fertig sind (Ausnahmen sind natürlich hungrige oder sehr müde Kinder). So können Sie ihm das auch sagen. Es ist ja nicht alleine und lernt somit langsam, kleine Unpässlichkeiten selbst zu meistern.

Mit dem Begriff der Selbstregulationskompetenz sind wir nicht nur bei einem grundlegenden Faktor in der Entwicklung seelischer Gesundheit, sondern auch einem zentralen Baustein der Fähigkeit, gut schlafen zu können. Für ein Kind ist es Ausdruck einer sehr hohen Selbstregulationskompetenz, alleine vom Wach- in den Schlafzustand zu gelangen, sprich einzuschlafen und eine Nacht auch durchschlafen zu können.

Was sich ebenso verändert, ist aber auch die Schlafdauer. Die meisten Kinder dieser Altersstufe entwickeln zwei große Schlafblöcke von rund 1,5 Stunden jeweils am Vormittag und Nachmittag. Wir sehen in unserer Ambulanz selten Babys, die in dieser Altersstufe mit einem Schlafproblem beginnen. Wenn Eltern mit Säuglingen im Alter von 3 bis 6 Monaten kommen, dann schliefen die Kinder schon von Geburt an schlecht. Ein zweiter Faktor für Schlafstörungen in der Altersstufe kann in der dann schon monatelang strapazierten häuslichen Stimmung liegen. Einem Baby nützt der alleinige Durchbruch in ein endlich körperlich stabileres Wohlbefinden nichts, wenn es emotional irritiert wird. Und manche Babys sind eben sehr leicht irritierbar.

Jetzt ist dieses Alter, wo Babys im Allgemeinen am allerbesten schlafen. Warum?

Es ist leicht nachvollziehbar. Die ersten Anpassungsschwierigkeiten an die Welt sind vorbei, die Verdauung eingespielt, die Grobmotorik halbwegs im Griff und auch die Beziehung zu den Eltern läuft, nach der ersten »Kennenlernphase«, in ruhigeren, vertrauteren Gewässern. Und das Kind hat noch keinerlei Wegbewegungstendenzen; es ist die Phase, die die berühmte englische Kindertherapeutin Magret Mahler als »Attachement«, also Bindungsphase beschreibt. Man strahlt sich gegenseitig an und fühlt sich nach all den Anfangsschwierigkeiten so richtig miteinander verbunden.

Wie geht man also mit Schlafproblemen im Alter von 3 bis 6 Monaten um?

Dieses Alter ist eine Art Übergangsstadium. Einerseits ist das Baby nicht mehr unmittelbar auf die prompte Reaktion der Eltern auf jedes Schreien angewiesen, andererseits ist es noch zu klein, um zunehmend *alleine einschlafen zu lernen – was rein physiologisch die Voraussetzung ist,* um auch alleine durchschlafen zu können.

- Einschlafproblemen begegnet man am besten in ähnlicher Weise wie bei einem Neugeborenen. Also: das Kind in sein Bettchen legen, sich danebensetzen und darauf achten, dass es zum Einschlafen immer weniger Streichelkontakt braucht, um es so zunehmend alleine zu schaffen.
  Das gilt für tags und nachts. Sind Sie tagsüber unterwegs, ist es hilfreich, über das Verdeck des Kinderwagens noch einen Sichtschutz zu legen, da Kinder in dem Alter schon in großer Sorge leben, ja nichts zu versäumen, was draußen an ihnen vorbeizieht.
- Wacht Ihr Kind auf, versuchen Sie, es dort, wo es liegt, zu beruhigen, ohne Licht zu machen oder es hochzunehmen.

Wo soll ein Baby dieses Alters am besten schlafen?

Wie gesagt, wir befinden uns im Übergangsstadium. Prinzipiell werden aber in dieser Zeit die Weichen gestellt, ob das Kind in seinem eigenen Bett oder in dem der Eltern einschläft. Ein Baby dieses Alters ist auch nicht mehr auf dauernden Körperkontakt angewiesen, es kennt seine Körpergrenzen schon ganz gut. Von Seiten des Kindes spricht nichts dagegen, im eigenen Bett neben dem der Eltern zu schlafen oder, wenn die Eltern so besser schlafen, im eigenen Zimmer.

Sehr viel ändert sich dann im 3. und 4. Trimenon, also ab dem 7. Monat

Zunehmende Selbstständigkeit und erste Wegbewegungen sind hier das Thema. Das Baby kann sich umdrehen, lernt zu sitzen, will selber essen und robbt schön langsam »eigene Wege«. Nach Mahler ist es die Zeit der »Separation«, also der Trennung aus der anfänglich total symbiotischen Angewiesenheit bei *allen* Bedürfnissen auf die Eltern, die Zeit, in der Kinder erstmals deutlich ihren Willen bekunden.

Ein Baby bis zum 6. Monat kann sich nicht einmal alleine umdrehen. Ein 7 Monate altes Kind wird beim Gefüttertwerden nicht mehr bloß zufrieden schauen, es will auch einen Löffel und bekommt große Augen, wenn die Erwachsenen etwas anderes essen als es selbst. Flaschenfütterungen oder Gestilltwerden tagsüber beginnt vielen Kindern in dem Alter schon langweilig zu werden und wird häufig nur mehr bei Müdigkeit wirklich genossen.

Was heißt das auf das Thema Schlafen bezogen?

Die Welt ändert sich. Wie auch aus der Statistik zu Anfang dieses Kapitels ersichtlich, ist im Alter von 6 bis 7 Monaten – ausgenommen 4 bis 6 Wochen alte Säuglinge – der Gipfel an Schlafproblemen zu verzeichnen. Diese Daten können wir mit den Hunderten Fallzahlen von Familien mit Schlafproblemen nur bestätigen; Schlafprobleme mit stark gehäuftem Aufwachen beginnen zu rund 80 % mit 6 bis 7 Monaten.

Warum ist das so?

Hier gibt es eine Reihe von physiologischen und psychologischen Gründen, die nicht zuletzt im kommenden zweiten Teil des Buches eingehend beschrieben werden. An dieser Stelle ist es sinnvoll, **die unterschiedlichen Schlafphasen** eines Kindes näher anzuschauen.

Das Schlafmuster eines Kindes ab dem 6. Lebensmonat sieht etwa so aus:

Wenn ein Kind, sagen wir, um 20.00 Uhr einschläft, so fällt es in eine Tiefschlafphase, die ca. 1,5 Stunden dauert. Um 21.30 Uhr kommt es zu einem leichten Erwachen, bevor es in die nächste Tiefschlafphase fällt, die wiederum 1,5 Stunden dauert.

Wieder kommt es zu einem unvollständigen Erwachen. Zwischen 23.00 und 1.00 Uhr haben Kinder eine weitere Tiefschlafphase, die jedoch wieder von einem kurzen Erwachen beendet wird, bevor es quasi »in die nächste Runde geht«. Bis etwa 4.30 Uhr geht es dann im 1,5-Stundenrhythmus weiter. Dann käme der große Sprung in eine weitere Tiefschlafphase in den frühen Morgenstunden, die jedoch viele Kinder nicht mehr schaffen.

In einer ganz normalen Nacht kommt es zu neunmaligem, mehr oder weniger bewusstem Aufwachen. Das heißt, es gibt gar keine Kinder, die wirklich durchschlafen, es gibt nur Kinder, die den Wechsel der unterschiedlichen Schlafphasen meistern, wobei sie sich vielleicht einmal umdrehen, und solche, die dabei eben aufwachen.

Gegen Ende der Nacht passiert etwas, was viele Eltern kennen; ihr Baby wacht immer häufiger auf, um ab 5.00 Uhr morgens überhaupt Tagwache anzusagen, weil es, bereits gut ausgeruht, nicht mehr in die letzte Tiefschlafphase findet.

Manche Kinder schaffen oft nicht mal diesen Grundrhythmus und kommen meistens gar nicht so weit, überhaupt in den Tiefschlaf einzutauchen. In diese Kategorie fallen Kinder, die bereits eine halbe Stunde nach dem Einschlafen wieder aufwachen. Schon vorher wirft es sie, aus was für Gründen auch immer, sozusagen aus der Bahn und wieder an den Start zurück. Und mit ihnen ihre Eltern, die ebenso zu keinen erholsamen Tiefschlafphasen mehr finden können. Mit dem allgemein bekannten Ergebnis, dass Sie gerade dieses Buch lesen.

Wie ebenso ersichtlich, besteht sozusagen eine erfolgreiche Tiefschlafeinheit aus ca. 1 bis 1,5 Stunden; also die Zeit, die Kinder in dem Alter idealerweise vormittags und nachmittags schlafen. Aus diesem Grund wachen Kinder auch häufig etwa in diesen Abständen nächtlich auf, wie auch Fabian: (s. Seite 56.)

TAGESABLAUF

Name des Kindes: Fabian

Datum: 10. 8. 98

	Vormittag						Nachmittag						Abend						Nacht					
6	7	8	9	10	11	12	13	14	15	16	17	18	19	20	21	22	23	24	1	2	3	4	5	6
Unruhe, Quengeln																								
Schreien																								
Schlaf																								
Füttern																								
gem. Spiel mit Mutter																								
										spazieren														
im eigenen Bettchen																								
im Bett der Eltern																								
Herumtragen																								
Andere Interventionen z. B.: Schnuller, Tee, Medikament, Hüpfball u. a.																						Tee		

Um wie viel Uhr haben Sie Ihr Kind am Abend zum Schlafen hingelegt? 20.00 Uhr

Wie lange braucht Ihr Kind zum Einschlafen? 45 Min.

Wie oft ist es in der Nacht aufgewacht? 5×

Wie haben Sie sich heute gefühlt?

Sehr glücklich ____X____ Sehr unglücklich

Sehr frisch ______X__ Sehr erschöpft

Sehr entspannt ____X____ Sehr abgespannt

(Bitte auf den Linien ankreuzen)

Somit kann erst ein Kind ab dem 6. Lebensmonat theoretisch 11 bis 12 Stunden hintereinander schlafen – wenn es seine Schlafphasen miteinander verbinden kann.

Wie kann man Kindern in dem Alter helfen zu schlafen?

Die Notwendigkeit von altersgemäßer Selbstregulationskompetenz steigt jetzt an. Prinzipiell geht es darum, alleine einschlafen zu lernen, um dann auch in der Nacht die kurzen Wachphasen zwischen den Schlafblöcken überbrücken zu können.

Wo soll ein Kind in dem Alter am besten schlafen?

Eigentlich ist es einfach; ab dem 7. Monat geht es um die ersten aktiven Autonomiebestrebungen des Kindes – und somit die ersten kleinen seelischen Trennungen von der Mutter, die in der Zeit noch Hauptbezugsperson ist. Es ist die Zeit des langsamen Abstillens und des Fremdelns.

Da diese Trennung keine so einfache Sache ist, findet man hier oft eine Hauptursache für Schlafstörungen.

So wäre es nahe liegend, dass ein Baby in dieser Phase zumindest in seinem eigenen Bettchen einschlafen sollte. Auch für das Elternpaar ist es nach einem guten Dreivierteljahr wieder an der Zeit, sich als Liebespaar zu finden; und da ist ein Schlafplatz des Kindes zwischen den Eltern einfach nicht sinnvoll.

2.3. Das Kleinkindalter (1 bis 2 Jahre)

Ab dem ersten Geburtstag beginnt für das Kind etwas, was Greenacre so schön als »love affaire with the world«, also als Liebesverhältnis mit der Welt, bezeichnet hat. Berauscht durch die Fähigkeit des aufrechten Ganges und der veränderten Perspektiven, fliegen Kleinkinder dieses Alters nahezu durch die Welt; laufen strahlend weg, um ebenso strahlend wieder in die Arme von Mama oder Papa zurückzukommen.

Irgendwie sehen sie noch aus wie Riesenbabys, sind aber bereits in ihren Fähigkeiten und in ihrem Gehabe echte »Kleinkinder« – und gewaltig stolz darauf! Keine Frage, dass sie sich nur mehr unter reger Mitbeteiligung gnadenhalber füttern lassen und weit mehr Erwachsenspeisen den faden Kinderbreis vorziehen.

Überhaupt ist alles, was Erwachsene tun und lassen, viel interessanter als jedes Kinderspielzeug. Kinder in diesem Alter »kochen« schon gerne mit; d. h., wenn Sie in Ruhe kochen wollen, geben Sie Ihrem Kind z. B. große, rohe Karottenscheibchen in eine Schüssel und einen kleinen Kochlöffel. Sie helfen auch gerne sauber machen, wobei sie hier nicht das Endergebnis, sondern viel mehr interessiert, wie bspw. ein nasser Schwamm unterschiedliche Flecken auf unterschiedlichen Flächen wie z. B. Wänden etc. macht.

Es ist das Alter des Entdeckens, das nur durch kleinliche Eltern ununterbrochen gestört wird. Und dabei gibt es so viel zu entdecken. Alleine die Küche ist ein großartiger Platz. Wie fühlt sich Mehl an, wie viel anders fliegt es durch die Luft als Bohnen und wie schnell kann man damit eine ganz veränderte Landschaft – inklusive Hustenanfall aller Anwesenden – zaubern.

Und es ist das Alter der ersten größeren Meinungsverschiedenheiten. Es ist ja auch wirklich nicht einsehbar, warum man mit schöner weißer Zahnpasta keine Muster auf blaue Fliesen malen darf. Und was ist bitte gegen das herrlich rieselnde Geräusch einzuwenden, das Reis auf Parkettböden erzeugt? Obendrein kann man darauf auch noch lustig rutschen. Wieso soll das verboten sein, wenn die Mama auch Reis rieseln lassen darf, halt in einen

Kochtopf? Und warum darf der Papa an der Stereoanlage herumdrücken und Musik machen und ein Einjähriges nicht? Das soll man verstehen bzw. noch befolgen können?

Absolut nicht einzusehen ist es für Kinder dieses Alters, warum sie sich von ihrer herrlichen Welt, die täglich so viel interessante Neuigkeiten bietet, für so etwas Langweiliges wie den Schlaf – und hier noch speziell das allergrößte Übel schlechthin, den Mittagsschlaf! – verabschieden sollen.

Mit dem Schlaf ist es in diesem Alter sowieso so eine Sache. Ein- bis Eineinhalbjährige beginnen langsam ihren hoffentlich gewohnten Vormittags- und Nachmittagsschlaf zu einem längeren Mittagsschlaf zusammenzuziehen. Diese Umstellungsphase ist für sie und ihre Eltern aber nicht leicht. Zweimal schlafen ist eindeutig zu viel, einmal schlafen eindeutig zu wenig.

So haben Eltern die Wahl, dass ihr Kind entweder ab 17.00 Uhr dauerquengelig ist, weil es bloß über Mittag geschlafen hat, oder es ist bis 22.00 Uhr hellwach, weil es erst um 18.00 Uhr aus einem späten Nachmittagsschlaf aufgewacht ist. Mit einem Wort, vorbei ist es wieder einmal mit einem gewohnten Schlafmuster durch die gewaltige Änderung, die das Erreichen des ersten Geburtstags mit sich bringt.

Was hilft Kindern in dieser Altersphase beim Einschlafen?

Um diese Frage zu beantworten, gilt es noch ein paar Dinge im Vorfeld in Betracht zu ziehen: Es ist leicht nachvollziehbar, wie schwer Kinder sich in diesem Alter trennen; sowohl von der Welt als auch von ihren Eltern.

Da Sich-trennen-Können die emotionale Großleistung in diesem Alter schlechthin ist (und für viele ein ganzes weiteres Leben lang bleibt), ist es auch kein Wunder, dass dies das Alter der Schlafprobleme ist. Wo sonst muss ich ohne einen Menschen an meiner Seite ganz alleine eine Nachtfahrt durch vielleicht erschreckende Träume bewältigen? Weil Sich-trennen-Können – und zwar von kindlicher wie elterlicher Seite – einen so großen psychischen Faktor bei der Entstehung von Schlafproblemen innehat, werden wir diesem Thema in Teil III wieder begegnen.

Generell hilft es einem Kind in dieser Altersstufe, das mehrmals tägliche Spiel von Verabschieden und Wiederkommen zu üben. So kann es erleben, dass jemand geht, man sich trennen muss, aber dass es eine sichere Wiedervereinigung gibt. Vielfach versuchen Eltern, in bestem Glauben ihren Kindern den Abschiedsschmerz zu erleichtern, sich einfach hinauszustehlen. Das kann nicht gelingen und schon gar nicht eine Vertrauensbasis aufbauen helfen. Stellen Sie sich vor, Sie sprechen noch gerade gemütlich mit Ihrem Partner, drehen sich mal kurz zur Seite, und plötzlich geht dieser wortlos aus dem Zimmer und kommt einfach nicht wieder! Ein Kleinkind lernt daraus nur: Wenn ich nicht ganz genau aufpasse und meine Eltern nicht dauernd beschatte, sind sie einfach ohne Vorankündigung weg.

Aus diesem Grund funktioniert auch das beliebte Einschlafritual, so lange neben dem Bett zu sitzen, bis das Kind einschläft, in den seltensten Fällen bei Kindern mit Schlafproblemen. Was ein Kind lernt, ist: Kaum verliere ich die Kontrolle, indem ich einschlafe, ist die Mama oder der Papa weg und ich bin ganz allein. Und das ist ja das Schwierige in dieser Altersstufe.

- Sie können Ihrem Kind helfen, diese große Entwicklungsaufgabe des Sich-trennen-Könnens und Mit-sich-alleine-Zurechtkommens zu meistern, indem Sie das Verabschieden und Wiederkommen oftmals täglich üben.
  Also, wenn Sie aus dem Zimmer gehen, sagen Sie Ihrem Kind, wohin Sie gehen, dass Sie gleich wiederkommen. Oder wenn

es bei der Oma oder einer anderen Bezugsperson bleibt und Sie sich verabschieden, tun Sie das wirklich, wie Sie sich auch von einem Freund verabschieden würden; herzlich, aber ohne großes langatmiges Drama.

Diese Verabschiedungen sind anfangs natürlich auch schmerzlich, weil Ihr Kind zu Recht traurig ist, Sie kurzfristig vermissen zu müssen, aber die Erfahrung zeigt, dass es sich bei einer vertrauten Bezugsperson auch sehr schnell wieder beruhigt. Und es lernt, dass eine der Lebensaufgaben wie Trennung und Wiedervereinigung nichts Traumatisches sein muss, sondern ein Spiel mit klaren, verlässlichen Spielregeln ist, dem man vertrauen kann.

- Kindern dieser Altersstufe hilft es auch, sich vor dem Zubettgehen von allen Begleitern des Tages nochmals zu verabschieden.
  Also tragen Sie Ihr Kind durch die Wohnung, wo es dann beispielsweise seiner Spielzeugecke, seinem Hochstuhl am Esstisch, seinen Schuhen im Vorzimmer etc. Gute Nacht und Auf Wiedersehen sagen kann. Hier wirkt der kleine Trick der Rollenumkehr: Ihr Kind ist nicht mehr dasjenige, das passiv ausgeliefert, »verlassen« wird, sondern es verabschiedet sich selber aktiv von all seinen vertrauten Gegenständen.
- Die Trennung von den Eltern wird durch die allseits bekannten »Übergangsobjekte«[6], also ein **Kuscheltier**, Windel u. Ä., die einem Kind gut über die Nacht helfen können, ebenfalls leichter gemacht. So hat man etwas, woran man sich festhalten kann und was einem auch ein Stückchen Autonomie von Mama und Papa verschafft, um sich auch tagsüber mit Verstärkung des Teddys mal alleine beispielsweise in die verlockende Spielzeugecke eines Kaufhauses zu wagen.

6 Dieser bekannte Begriff wurde vom englischen Kinderarzt und Psychoanalytiker Winnicott geprägt. Er bedeutet, dass das Kind, wenn es sich von seinem »Hauptobjekt«, den Eltern, trennen lernen muss, zu diesem Übergang sozusagen ein »Übergangsobjekt« zum Festhalten braucht, bis es dann Trennungen auch ganz alleine schafft.

Nicht alle Kinder sind jedoch auf derlei Ersatz umzupolen. In diesen Fällen sind zwei Dinge ausschlaggebend: das Alter des Kindes und die Notwendigkeit, sich überhaupt einem Übergangsobjekt zuwenden zu müssen.

Kinder unter einem Jahr sind meist noch zu sehr auf die reale Anwesenheit der Eltern angewiesen, speziell wenn sie noch gestillt werden oder noch keine Zeit mit anderen Bezugspersonen außer der Mutter verbracht haben. Hier hat das Kind noch wenig inneren Handlungsspielraum, muss sich doch erst das innere Bild der Eltern als »Hauptobjekt« festigen, damit eine Trennung und ein zeitweises Überwechseln zu einem Übergangsobjekt, bspw. in Form des Teddys, möglich wird.

Bei Kindern ab einem Jahr liegt es oft an der mangelnden Gelegenheit bzw. Notwendigkeit, sich mit einem Teddy zu begnügen. Wenn ein Kind gewohnt ist, dass die Eltern ständig um es herum sind – wozu dann ein Übergangsobjekt?

Sie möchten nun meinen, der »Griff zum Teddy« ist Zeichen eines bedauernswerten Kindes, dem sich seine Eltern entziehen und es so in die Arme eines leblosen Trösters treiben?

Genau das Gegenteil ist der Fall. Wie erwähnt, ist im Kleinkindalter der Konflikt zwischen mächtigen Autonomiebestrebungen, also dem, was ich selber ausprobieren möchte, und Angst vor Strafe oder Liebesverlust ein Hauptthema. Ein Kuscheltier ist ein großartiger Verbündeter, der einem Kind die notwendigen und drängenden Selbstständigkeitstendenzen leichter macht. Es tröstet, wenn man mit einem als ungerecht empfundenen Verbot zurechtkommen muss – und in diesem Alter wird jedes Verbot als höchst ungerecht empfunden –, und erlaubt, auch mal böse auf die Eltern sein zu können, ohne dann aber ganz alleine dazustehen.

So lernt ein Kind, mit Hilfe seines loyalen und widerspruchslosen Begleiters, dass Trennungen in Form von Schlafengehen, aber auch in Form von Aufeinander-böse-Sein nicht endgültig und vernichtend sind, sondern der sich ständig wechselnde Gegenpol zu vertrauter Nähe und liebevoller Verbundenheit.

- Was ist ein ideales Kuscheltier?
  Viele Kinder suchen sich meist treffsicher aus, welchem Stück ihrer Sammlung sie nun in monogamer Liebe zugetan sind. Andere brauchen ein gewisses Schmackhaftmachen von Seiten der Eltern. Grundsätzlich bevorzugen Kleinkinder weiche, eher flache und auf keinen Fall zu große Kuscheltiere.

Windeln sind sehr beliebt, aber auch flache Püppchen aus weichen Stoffen. Wichtig ist, dass Ihr Kind sich anschmiegen kann, sprich dass keine zu feste, vorgegebene Form da ist und dass durch die flache Gestalt ein Draufliegen auch bequem möglich ist. Plüschtiere mögen manche Kinder wegen des kitzelnden Felles nicht so gerne.

- Noch eine Bitte im Sinne aller kleinen Kuscheltierliebhaber: Waschen ist streng verboten!

Ja, auch wenn sich Ihre Nasenlöcher vor Abscheu bereits grün verfärben und Sie den Liebling Ihres Kindes nur mehr mit spitzen Fingern angreifen wollen – tun Sie es nicht. Warum? Weil im Kuscheltier wie in einem Gedächtnis eine olfaktorische, d. h. geruchliche Erinnerungsspur beherbergt wird, die Vertrautheit und Heimat bedeutet. Die Mischung aus Tränen, Essensresten, Mamas Parfum, Papas Pfeife, kindlicher Eigengeruch usw. ist ein betörender, tröstender Cocktail, in dem alle Situationen gespeichert sind, die man schon alleine, zu zweit, lachend und weinend erfolgreich bewältigt hat. Dieser Cocktail ist wie ein Schutzhemd, das einen auch alle weiteren Höhen und Tiefen des Lebens gut wird meistern lassen. Eine Wäsche würde diese für Ihr Kind einzigartige und kostbare Mischung vernichten und das Kuscheltier, nach Waschmittel riechend, entseelen.

Somit ist auch klar, dass es keinen »Ersatz« für ein einmal ins Herz geschlossenes Stofftier gibt. Sie würden ja, üblicherweise, auch nicht von heute auf morgen mit einem anderen als Ihrem vertrauten Partner einschlafen wollen.

Unsere Erfahrung zeigt, dass für manche Eltern der Kult ums Kuscheltier nicht ganz nachvollziehbar ist und es so zu unbeabsichtigten, aber größeren »Tragödien« zwischen Eltern und Kind kommen kann. Ist für die meisten Mütter die Tatsache der mangelnden Ersetzbarkeit noch nachvollziehbar, so geht der Anspruch des Nicht-Waschens über ihr Verständnis und Bild als ordentliche Hausfrau hinaus. Väter können im Allgemeinen den eigenartigen Geruchs- und Farbcocktail alter Kuscheltiere oft besser tolerieren, sind jedoch seltener bereit, für den eventuell vergessenen Liebling des Kindes Extrakilometer zu fahren.

Träume als Ursache für Schlafstörungen

Wir kommen nun zu einer Frage, die im Zusammenhang mit Schlafstörungen im Kleinkindalter immer gestellt wird, nämlich der, inwieweit **Träume** Ursache für gestörte Nachtruhe sein können.

Träumen ist für Kinder fast bis ins vierte Lebensjahr hinein eine mitreißende Sache, viel mitreißender als für uns Erwachsene. Warum?

Für Kinder in dieser Altersstufe gibt es noch keinen Unterschied zwischen Traum, Fantasie und Wirklichkeit. Ein böser Tiger, der einen in der Nacht gehetzt hat, hat das *wirklich* getan – und dementsprechend fertig wacht ein Kleinkind ängstlich brüllend aus einem Alptraum auf. Es ist ja gerade noch knapp mit seinem Leben davongekommen!

Es ist also völlig normal, dass zwei- bis vierjährige Kinder dann und wann, oder vielleicht phasenweise gehäuft, wegen Alpträumen aufwachen. Instinktiv richtig beruhigen Eltern hier ihre Kinder, indem sie das Licht anschalten, mit dem Kind reden und, falls es sich überhaupt nicht mehr alleine in seinem Zimmer niederlegen möchte, auch mal zu sich rübernehmen. Generell hilft in der Zeit ein kleines Nachtlicht und auch das geliebte Kuscheltier, das einen prima vor bösen Tigern beschützen kann.

Wacht Ihr Kind jedoch über Wochen und Monate immer wieder auf und lässt sich nicht in seinem Bett beruhigen, dann sind nicht mehr allein Träume die Hauptursache. Da gilt es zu verstehen, was es sonst noch so schwer macht, sich zu trennen. Wie man Kindern diesbezüglich helfen kann, erfahren Sie in Teil III, Kapitel 2.

Rund zwei Jahre alt zu sein ist jedoch ein schwieriges Alter für Kinder. Mächtigen Wünschen und Trieben von innen steht eine noch schlechte Selbstbeherrschung gegenüber, die Kinder immer wieder ausrasten lässt. Ähnlich wie Neugeborene sich in ihrer Grobmotorik schlecht im Griff haben, haben sich Zweijährige bezüglich ihrer inneren Impulse kaum unter Kontrolle. Der Drang, z. B. zum hundertsten Mal die verbotene Stereoanlage anzugreifen, ist einfach noch stärker als jedes Nein der Eltern. Ein Kind in dem Alter kann sich Verbote noch nicht »merken«. Dieser Akt der inneren Gewissenskontrolle gelingt Kindern erst im vierten Lebensjahr, wo sie ihre inneren Impulse besser im Griff haben.

Deshalb brauchen Kinder rund ums zweite Lebensjahr so spürbar den psychischen Halt ihrer Eltern – und einen geregelten Tagesablauf, sprich Rhythmus. Zum Thema Schlaf würde dies ein gleich bleibendes Abend- und Zubettgehritual bedeuten, etwas, was viele Eltern ganz instinktiv tun.

Gleichzeitig steht diesen so heftigen Ausbrüchen eine große Gegenkraft gegenüber: die Ordnung in ihre Wahrnehmung und die noch völlig ungeordnete Welt zu bringen. Bald sind nicht mehr alle Vierbeiner nur »Wau-Waus«, sondern es unterscheidet zwischen unterschiedlichen Tierarten auf vier Beinen. In mancher Hinsicht werden Zweijährige zu fast zwanghaften Pedanten, z. B. dann, wenn es darum geht, schadhafte oder schmutzige Gegenstände ausfindig zu machen.

Gnadenlos finden Kinder dieses Alters jeden noch so kleinen Krümmel auf der Couch oder Fleck an ihrem Gewand. Und ebenso gnadenlos wird das sofortige Entfernen dieses Schandflecks gefordert. Kinder dieses Alters helfen für ihr Leben gerne beim Putzen mit – und erzeugen damit bei ihren Eltern die irrige Annahme, diese lobenswerte Eigenschaft würde sich bis über die Pubertät erhalten.

Ganz Ähnliches, was wir beim Neugeborenen mit dem Begreifen der eigenen Körpergrenzen durch die Körpergrenze des Elternteils kennen gelernt haben (wo höre ich auf, wo fängst du an), begegnet uns jetzt beim Zweijährigen auf emotionaler Ebene. Hier geht es um das Begreifen eigener Wünsche und somit um die eigene Identität, im Gegensatz zu den Wünschen und der Identität der Eltern (was willst du, was will ich). Und um das Vermitteln eines starken bedingungslosen Bandes des *grundsätzlichen* Akzeptierens zwischen Eltern und Kind, das durch die ganzen alltäglichen Meinungsverschiedenheiten nicht wirklich bedroht ist. Das bedeutet jedoch nicht, dass Sie jedes Verhalten Ihres Kindes akzeptieren sollen.

Was ist mit psychischem Halt durch die Eltern gemeint?

Nichts ist für einen Zweijährigen wichtiger, als sich in der Welt auszukennen, da er schon genug mit sich selbst zu kämpfen hat.

Im Grunde können Sie ihm jede Regel dieser Welt vermitteln (was ja auch in den unterschiedlichen Kulturen unserer Erde passiert) – wenn er sie seinem Alter gemäß auch wirklich erfüllen kann. Sie sollten sich nur sicher und einig sein, was Sie wirklich wollen.

Für ein Kind jeden Alters ist es wichtig, dass das, was ihm seine Eltern verbal mitteilen, auch emotional stimmt. Dieses psychische Phänomen ist unter dem Namen »Doppelbotschaft« sogar in Managementkursen bekannt. Verbote, die einfach so dahingesagt werden, nützen daher überhaupt nichts. Sie werden vom Kind nicht ernst genommen, weil es nicht spürt, was Sie meinen. Und je kleiner ein Kind ist, desto mehr ist sein primäres Wahrnehmungsorgan die Emotionalität, nicht die Ratio.

Kindern macht es Angst, wenn sie ihre Eltern emotional in ihren Grenzen nicht spüren, weil sie sich dann selber immer weniger spüren können und so immer deutlicher nach einer Grenze »schreien«. So wie Matthias:

Matthias kam im Alter von 2 Jahren mit seiner Mutter in die Ambulanz, weil er massive Schlafstörungen hatte und mit seinem provokanten und aggressiven Verhalten im Kindergarten auffällig geworden war. Er schlief nur mit der Mutter im Ehebett ein und drehte hierzu die ganze Zeit an ihrem Ohr. In der Nacht wachte er bis zu fünfmal auf, wobei er lange schrie und sich schwer beruhigen ließ, nach den Eltern trat und weinte. Während des Erstgesprächs hetzte Matthias wie ein Wilder durch das Spielzimmer und versuchte, alles, was nicht niet- und nagelfest war, abzureißen, und schleuderte das Spielzeug herum. Seine Mutter ignorierte ihn und redete scheinbar ungestört mit mir weiter. Ich wartete ab. Matthias begann die großen Rutschautos rumzuschleudern, was einen Höllenlärm verursachte. Noch immer reagierte seine Mutter nicht. Plötzlich sprang er neben mich (ich sitze immer auf einer Zweierbank) und schlug mit einem Bauklotz die Fensterscheibe hinter uns ein (er verletzte sich dabei nicht). Seine Mutter blieb auf ihrem Platz sitzen, beugte sich nach vorne und meinte vorwurfsvoll: »Matthias, das darf man aber nicht machen.«

Matthias war ein bisher einmalig erlebter »Grenzfall« eines Kindes, das so verzweifelt nach einer Grenze suchte, die ihm von seinen Eltern gänzlich verwehrt wurde. In dem Versuch, das unerwünschte Verhalten ihres Kindes nicht mit Aufmerksamkeit zu belohnen, um es so zum Verschwinden zu bringen, erreichten sie genau das Gegenteil; Matthias rang darum, endlich begrenzt zu werden, um sich spüren zu können – denn Sich-nicht-spüren-Können bewirkt in dem Alter eine Art Identitätsverlust, der enorme Angst auslöst.

Ich erzähle diese sicher extreme Geschichte deshalb, um plastischer zu zeigen, wie wichtig für Kinder eine funktionierende Selbstregulationskompetenz ist und wie notwendig es für Eltern ist, ihnen bei der Entwicklung einer solchen zu helfen. Dieser Faktor, mit sich selber klarkommen zu können, hat auch viel mit der Lösung eines Schlafproblems zu tun.

Wo soll ein Kleinkind schlafen?

Nach den jetzigen Erkenntnissen ist es für Sie naheliegend, dass ein eigener Platz nicht nur für den Säugling wichtig, sondern ebenso für ein 1- bis 4-jähriges Kind absolut folgerichtig ist. Es ist ja auch schon ein »großer Bub« bzw. ein »großes Mädchen«, das jedes Baby sofort als grauenhaft zurückgebliebenes Geschöpf im Vergleich zu sich selbst zielsicher identifiziert – und sei es nur um 2 Monate jünger.

Gegen den ersten Geburtstag hin wandern die meisten Kinder in ihr eigenes Zimmer. Diejenigen, die schon alleine einschlafen können, meistern auch diese Hürde mit Bravour, andere tun sich dabei noch schwerer.

Falls Sie Ihr Kind noch lieber bei sich im Schlafzimmer behalten möchten, dann ist es wichtig, dass es aber seinen eigenen Schlafplatz, sprich Bett hat, wo es auch einschläft. Selbst wenn

Kinder in der Nacht immer wieder zu den Eltern rüberwandern, so ist es doch wichtig, ihnen zu vermitteln, dass ihr Schlafplatz ein anderer ist. Das würde bedeuten, das Kind in seinem Bett abends hinzulegen und wenn möglich nicht gleich beim ersten Aufwachen zu sich zu nehmen, sondern noch zu versuchen, es im eigenen Bett zu beruhigen. Argumente, warum dieses Vorgehen bei schlecht schlafenden Kindern wichtig ist, wurden bereits im gleichnamigen Kapitel besprochen.

Was tun, wenn Kinder, die schon durchschliefen, plötzlich wieder in der Nacht schreiend aufwachen und zu den Eltern wollen?

Diese Phasen sind im Kleinkindalter ganz normal und haben zum Teil mit schlechten Träumen zu tun. Wenn Ihr Kind sich nicht beruhigen sollte, nehmen Sie es zu sich. Sollte dies sich aber als Dauerlösung einschleichen und sollten Sie alle schlecht schlafen, richten Sie ihm neben Ihrem Bett ein Notbett ein. Somit wird klar: »Du bist bei uns willkommen, aber wir alle brauchen Platz zum Schlafen und dein Schlafplatz ist nicht zwischen uns.« Ihrem mittlerweile »großen Kleinkind« den Löwenanteil des Doppelbettes zu überlassen und zusammengekauert jeweils die linke und rechte Bettseite als Rausfallschutz abzudecken macht nach ein paar Nächten die liebevollsten Eltern zu Recht sauer.

Prinzipiell ist es aber auch in diesen Fällen sinnvoll, das Kind in seinem Bett einschlafen zu lassen und erst aus Not einer Übersiedlung zuzustimmen.

2.4. Das Kindergartenalter (3 bis 5 Jahre)

Kinder dieser Altersstufe sind sozusagen schon im sicheren Fahrwasser. Endlich diesen Gefühlsstürmen und entwürdigenden Wutausbrüchen wegen heiß begehrter Schokoriegel beim Einkaufen entwachsen. Ab jetzt wird mit mehr oder weniger Ruhe ausdiskutiert, welches Raubstück jeder Lebensmitteleinkauf nach sich ziehen muss. Und man hat schon weit bessere und durchschlagkräftigere Argumente als eine »Ich-will«-Brüllattacke: die Sprache.

Erwachsene sind ja unglaublich leicht zu manipulieren. Ein wortgewandtes, augenaufschlagendes »Bitte« mit eloquenter Beweisführung des stundenlangen Schokoentzuges – unter Hinweis auf das tadellos verzehrte Mittagsmenü nebst Vorzeigeverhalten beim Verabschieden im Kindergarten – zieht einfach großartig.

Zweijährigen geht es noch um die Korrektheit des Gegenstandes, so wird beispielsweise ein fehlendes Auge am Teddy als sehr störend und immer wieder besprechenswert befunden. Kindern nach dem dritten Geburtstag ist das bereits zu wenig. Meist der Sprache schon vollkommen mächtig, geht es nun um die Korrektheit der Inhalte. Was ist damit gemeint?

So ist es für Kinder dieses Alters ganz wichtig, dass Sie die Geschichte vom Rotkäppchen jedesmal *genau* wiedergegeben. Es ist keine Kleinigkeit, wenn der Wolf einmal schon auf der Wiese oder bereits im Wald beim Blümenpflücken kommt. Genauso wenig, wie es für Sie keine Kleinigkeit wäre, wenn (entgegen Ihrem Stadtplan) die Max-Huber-Straße auf einmal zwei Blöcke vor der Sepp-Maier-Straße kommt – und am nächsten Tag vielleicht überhaupt in einem anderen Bezirk zu finden ist! Wir wären ganz schön verwirrt und ärgerlich und würden den Straßenkartenautor einen krummen Hund schimpfen. Wie verwirrt ist dann erst ein Kindergartenkind, das gerade dabei ist, die Welt zu begreifen, und daher auf gleich bleibende Spielregeln extrem angewiesen ist. Und was für im Prinzip unbedeutende Geschichten gilt, dies gilt für den alltäglichen Umgang mit den so geliebten Eltern umso mehr.

Erst ab dem fünften Lebensjahr wird das korrekte Vorlesen von Geschichten schon als selbstverständlich gesehen und gewisse kleine Abweichungen gnädig toleriert. Dafür lässt sich ein Kind dieses Alters nicht mehr mit jetzt schon absurden Märchen abspeisen. Warum denn der Wolf so etwas macht, wird zunehmend interessanter als die Frage, welche Blume denn das Rotkäppchen vor der Begegnung mit dem Wolf nun pflückte.

Kinder dieses Alters haben nun ein Gewissen, ein Empfinden für Recht und Ordnung, das sie von ihren Eltern und deren Verboten verinnerlichen. Ein Vierjähriges weiß bereits genau, dass man bestimmte Dinge nicht darf, und erzieht sogar seine oft erwachsene Umwelt bezüglich des Gebrauchs von Schimpfworten.

Was hilft Kindern in diesem Alter beim Einschlafen?

Nichts anderes, als was auch bereits die ersten Lebensjahre so erfolgreich geholfen hat: ein gleich bleibendes Abendritual. Was Kinder auch besonders mögen und ihnen vor allem bei der Verarbeitung der Tagesreste hilft, ist, wenn man mit ihnen noch mal bespricht, was es denn heute alles so erlebt hat. So kann man alle Dinge so richtig in Gedanken ordnen und sich ruhig zu Bett begeben.

Bei Kindern, die sich im Dunkeln fürchten, kann man entweder ein kleines Nachtlicht installieren oder die Tür einen Spalt offen lassen.

Wenn Ihr Kind jetzt noch nicht alleine einschlafen kann, dann ist es wirklich höchste Zeit, dass es dies, nach Ablauf des bewährten Abendrituals, auch lernt. Dies gilt natürlich für Eltern, die es leid sind, stundenlang am kindlichen Bett zu sitzen oder von Ihrem Dreijährigen mehrmals in der Nacht aufgeweckt werden. Allein einzuschlafen bedeutet aber auch ein Stück Autonomie und lässt Ihr Kind Selbstbewusstsein gewinnen, indem es die Erfahrung macht: »Ich kann auch ohne Mama oder Papa etwas schaffen.« Wie erwähnt gibt es jedoch in jeder Altersstufe sehr gut funktionierende Konstellationen, wo Kinder nicht alleine ein- und trotzdem durchschlafen.

Was können Auslöser für plötzlich auftretende Schlafschwierigkeiten sein?

Grundsätzlich nehmen Schlafschwierigkeiten im Alter nach dem 3. Geburtstag immer mehr ab.

Ein klassischer Auslöser für erneute oder erstmalige Schlafprobleme in der Gruppe der Drei- bis Fünfjährigen kann der Kindergarteneintritt sein. Das ist, sofern das Kind nicht schon früher im Kindergarten begonnen hat, wieder eine erneute Strapaze zum Thema Trennung. Manchen Kindern fällt es ziemlich schwer, sich von den Eltern einen ganzen Tag lang zu trennen und ihr Wohl einer Gruppe wild kreischender Gleichaltriger und einer unbekannten Tante zu überlassen.

Selbstverständlich ist ein Kindergartenbesuch unumgänglich. Bei eher introvertierten Kindern, die sich in Gruppen schwerer tun und generell sehr auf vertraute Bezugspersonen angewiesen sind, ist ein Eintritt, wenn möglich, erst nach dem dritten Geburtstag die wohl beste Variante. Da die Gesetzgeber eine jedoch wesentlich kürzere Frist für die Karenz vorsehen und viele Familien einfach nicht die Mittel für Tagesmütter haben, bleibt allen Beteiligten diese notwendige Frustration oft nicht erspart.

- Wenn Ihr Kind nun als Folge des Kindergarteneintritts wieder vermehrt aufwacht oder abends nicht einschlafen will, muss man dies als Signal ernst nehmen.

Es wird in vielen Fällen notwendig sein, sich abends wirklich länger Zeit zu nehmen und vielleicht bis zum Einschlafen beim Kind zu sitzen. Zu irgendeiner Tageszeit muss es ja genug Mama und Papa bekommen. Wenn diese gemeinsame Einschlafzeit aber über eine Stunde dauern sollte, so ist es sinnvoller, dem Kind zu erklären, dass man wohl, sagen wir, eine halbe Stunde bei ihm bleiben wird. Falls es jedoch länger mit dem Einschlafen braucht, ist man im Wohnzimmer und grundsätzlich erreichbar.

Fast alle Kinder entwickeln irgendwann das Spiel von unerklärlichen Hunger- und Durstschüben beim Einschlafen sowie der Wahrnehmung, dass das ganze Zimmer voll Gespenster ist.

- Sprechen Sie an, was Ihr Kind mit all diesen Ablenkungsmanövern wirklich von Ihnen möchte und was Sie glauben, was in Ihrem Kind vorgeht. Damit helfen Sie ihm, einen Konflikt, den es selber noch nicht klar benennen kann, zu verarbeiten.

Das kann z. B. so aussehen: »Mir kommt es vor, du möchtest lieber, dass ich bei dir bleibe, wenn du so oft Bauchweh hast und wenn wir uns auch sonst so wenig sehen, weil du im Kindergarten bist und die Mama und der Papa bei der Arbeit sind.«

Aber nicht immer ist die Verweigerung des Kindes, ins Bett gehen zu wollen, auch Ausdruck, dass es »zu wenig« von Papa und Mama hat. Gerade dann, wenn es spürt, dass die Eltern nun endlich auch mal ungestörte Zeit für sich haben wollen, erwacht in vielen Kindern ein Gefühl von Eifersucht und Ausgeschlossensein. Und es ist ja auch tatsächlich so, dass Sie als Eltern einen

Bereich haben, aus dem Sie zu Recht Ihr Kind auch ausschließen. Diese Gefühle sind in der Altersgruppe der Drei- bis Fünfjährigen ganz normal und gehören mit zur kindlichen Entwicklung. Darum ist es auch so wichtig zu vermitteln, dass man es liebt, aber dass den Platz neben der Mama eben der Papa hat. Und das kommt am allerbesten in den klaren Schlafplätzen zum Ausdruck.

Eine weitere Möglichkeit ist das vermehrte Auftreten von schlechten Träumen. Kinder bis zum 6. Geburtstag sind noch in der magisch-animistischen Phase, was bedeutet, dass sie noch nicht ganz zwischen Fantasie und Realität unterscheiden können. Wie erwähnt, bringt hier ein Nachtlicht oder die gemeinsame Suche nach dem vermeintlichen Gespenst oft Abhilfe.

Ansonsten sind es dieselben klassischen Auslöser wie im Säuglings- und Kleinkindalter, nämlich Erkrankungen und seelische Belastungen, die Schlafprobleme bewirken.

Was ist nun, wenn Ihr Drei- bis Fünfjähriges wieder häufig zu Ihnen ins Bett will?

Grundsätzlich ist es etwas ganz Normales, wenn Kinder dieses Alters, wegen eines schlechten Traums oder eines Gewitters zu den Eltern ins Bett flüchten. Wenn diese nächtlichen Ausflüge aber zunehmen und vielleicht sogar zur täglichen Gewohnheit werden, dann gilt es zu überlegen, warum Ihr Kind das tut. Wie in jeder Altersstufe tut es das auf keinen Fall, um Sie zu ärgern, es will damit etwas zeigen oder einfordern, was es – aus seiner Sicht – nicht anders lösen kann.

Überlegen Sie, inwieweit sich Ihr Kind vernachlässigt vorkommen kann oder inwieweit häusliche Spannungen es ins Elternbett treiben, um dort vielleicht nach dem Rechten zu sehen. Wie im Falle des Kleinkindalters gilt es, Ihr Kind freundlich, aber bestimmt in sein Bett zurückzubringen, nicht ohne ihm zu versichern, dass Sie für es da sind. Falls Sie trotz aller Bemühungen die Ursache für die Schlafschwierigkeiten Ihres Kindes nicht herausfinden können, ist es sinnvoll, sich psychologisch beraten zu lassen.

2.5. Das Schulalter (ab dem 6. Jahr)

Ab diesem Alter verschwinden entwicklungsbedingte Schlafschwierigkeiten im Regelfall völlig.

Die Trennung von den Eltern funktioniert immer besser. In vielen Fällen wollen sich die Kinder dann gar nicht mehr von ihren Freunden trennen, um nach Hause zu kommen. Es ist auch das Alter, wo das Auswärtsschlafen interessant wird; kurz, alles Zeichen der Abnabelung: Zunehmend rücken Gleichaltrige und die Welt draußen in den Mittelpunkt des Interesses. Das Kind hat erlebt, dass die Eltern als stabile Bezugspersonen vorhanden sind, und kann sich so, den sicheren Hafen im Hintergrund, zunehmend neuen Entwicklungsschritten öffnen.

Für manche Kinder kann der Schuleintritt als Schwellensituation zum vorübergehenden Stressfaktor werden, da erstmals etwas geleistet werden muss. Diese vermehrte Aufregung und Spannung kann sich natürlich, je nach Temperament des Kindes, auf seinen Schlaf schlagen.

Wie begegnet man Schlafschwierigkeiten in diesem Alter?

In diesem Fall geht man damit ähnlich um wie im Kindergartenalter. Hat man den Eindruck, dass beispielsweise der Schuleintritt Auslöser für ein vorübergehendes Schlafproblem ist, dann ist es sinnvoll, das auch mit dem Kind zu besprechen. Wieder ist hier die Einschlafsituation eine gute Gelegenheit, nach dem Vorlesen den Tag noch einmal Revue passieren zu lassen. Hier merkt man bereits gut, wenn Kinder etwas auf dem Herzen haben.

Kinder ab 6 Jahren können schon langsam über sich nachdenken und über ihre Gefühle sprechen. Kleineren Kindern ist das noch völlig unmöglich, sie stehen noch so im Zentrum ihres Erlebens, dass sie sich nicht von außen betrachten können. Darum sind die berühmten »Warum-Fragen« an Kinder vor 6 Jahren völlig sinnlos. Sie wissen ja selber nicht, warum sie jetzt wütend oder traurig sind – wie es also dem ratlosen Erwachsenen erklären? Darum ist es auch so wichtig, sie bei dieser Aufgabe zu unterstützen. Das Ansprechen könnte so aussehen: »Ich glaube, dass es für dich ganz schön aufregend und vielleicht auch schwierig ist, jetzt in die Schule zu gehen. Und dass es vielleicht leichter wäre, wenn dein Freund Maxi neben dir sitzen könnte und nicht die Lisa, die du noch gar nicht kennst.«

Dieses fiktive Beispiel soll nur verdeutlichen, wie erleichternd es für Kinder ist, wenn man ihnen hilft, ihre Konflikte verstehen zu lernen. Wünschen wir nicht alle, von unseren Partnern oft ohne große Erklärungen verstanden zu werden?

- Grundsätzlich gilt, plötzlich und unerklärlich auftretende, längerfristige Schlafschwierigkeiten im Schulalter immer als wirklich ernst zu nehmendes Signal wahrzunehmen.

Wie auch im Falle von Kindergartenkindern können weitere Auslöser für Schlafschwierigkeiten eine Erkrankung, aber auch ein Konflikt in der Familie sein.

2.6. Wann »muss« ein Kind durchschlafen können?

Also gleich vorab: Ein- bis zweimal Aufwachen ist im Säuglings- und Kleinkindalter, leider, normal. Und: Unter »Durchschlafen« wird oft die Zeit gegen Mitternacht bis in die frühen Morgenstunden verstanden. Solange Eltern noch oder schon wieder wach sind, ergibt sich auch kein Schlafinteressenskonflikt mit ihren Kindern. Abgesehen davon wirken sich innerliche Spannungen, wie auch bei Erwachsenen, sofort negativ auf die Fähigkeit aus, entspannt durchzuschlafen.

Schauen wir uns ein paar Zahlen an, wann denn ein Säugling theoretisch reif genug ist, um durchschlafen zu können:

Babys mit 4 bis 6 Wochen schlafen logischerweise nur in 6 % aller Fälle durch. Ab dem 3. bis 4. Monat sind es immerhin schon 36 %, wohingegen 6 bis 7 Monate alte Babys mit bis zu 38 % durchschlafen. Ab dem ersten Geburtstag schaffen Kinder es zu 53 % durchzuschlafen. Paradoxerweise sinkt dann im Kleinkindalter diese Fähigkeit. Nur mehr 39 % aller Zweijährigen und Vierjährigen schläft durch.

»Durchschlafen« bedeutet in dieser Studie jedoch, dass einmal Aufwachen mit eingeschlossen ist.

Diese Daten sind das Ergebnis einer Befragung von 500 deutschen Müttern über das Schlafverhalten ihrer Kinder im Rahmen der Vorsorgeuntersuchung (5). Sie steht in Übereinstimmung mit den Ergebnissen einer anderen deutschen Studie. Unter Durchschlafen wird hier auch bis zu einmal Aufwachen verstanden.

Dieses Ergebnis scheint mir insofern interessant, da scheinbar nur eine sehr geringe Anzahl von Kindern durchschläft. Allein die Tatsache, dass als Spitzenwert nur die Hälfte aller Einjährigen durchschlafen kann, zeigt, wie schwer für ein Kind das Durchschlafen ist.

Sie werden sich nun mit Recht fragen, weshalb scheinbar all diese seltenen Exemplare der durchschlafenden Kinder wohl gerade in ihrer unmittelbaren Umgebung sitzen und vor allem häufige Besucher der Eltern-Kind-Zentren sind, wo scheinbar nur die Musterkinder vorgeführt werden.

Es dürfte wohl so sein. Gerade im Falle der Eltern-Kind-Zentren weiß ich, dass diese von Müttern mit schwierigeren Kindern gemieden werden, weil sie sich den Frust ersparen wollen, lauter scheinbar glückliche Mütter mit nie schreienden und stets schlafenden Kindern zu erleben.

Schauen wir uns weiter an, wie viele Kinder denn nun öfter als einmal aufwachen. Hierzu wieder Daten aus vorhin genannter Studie:

Über 45 % aller Babys von 4 bis 6 Wochen wachen öfter als 2-mal auf. Dieser Wert sinkt bei den 3 bis 4 Monate alten auf 32 % und steigt bei Babys mit 6 bis 7 Monaten auf einen Spitzenwert von 67 %. Einjährige wachen gemäß dieser Studie mit bis zu 22 % öfter als 2-mal auf und bei Zweijährigen steigt die Anzahl der Schlaflosen auf 24 %. Erst mit 4 Jahren wachen nur mehr 7 % aller Kinder mehr als 2-mal auf.

Erwartungsgemäß ist der Anteil der Neugeborenen hier am größten.

Sie werden sich anhand dieser Daten vielleicht fragen, warum Kinder, die mit 3 bis 4 Monaten schon zu zwei Dritteln durchschliefen, plötzlich mit 6 bis 7 Monaten wieder vermehrt aufwachen. Und wieso demnach Einjährige besser durchschlafen als Zweijährige. Der Reifungstheorie entsprechend sind diese Zahlen doch unlogisch und widersprechen jenem häufig gegebenen Trostwort von Kinderärzten, dass sich das schon »auswachsen« werde.

Dieser scheinbare Widerspruch lässt sich leicht klären: Mit 3 bis 4 Monaten haben Babys das irritierbare Anfangsstadium verlassen. Ihre neue Ausgeglichenheit macht sich nicht zuletzt auch im Schlafverhalten bemerkbar.

Der 6. bis 7. Lebensmonat ist auch unserer Erfahrung nach das weitaus häufigste Alter für das Auftreten von Schlafproblemen. Wie erwähnt, beginnen in diesem Alter die ersten Selbstständigkeitstendenzen.

Schläft ein 5 Monate altes Kind meist noch gut an der Brust ein, tut dies ein 7 Monate altes Kind oft nicht mehr. Bewährte Tricks und Einschlafhilfen aus der »Kleinbabyzeit« funktionieren plötzlich nicht mehr; das Baby ist zu aufmerksam und zu wach, um noch schnell beim Trinken oder durch Herumtragen einzuschlafen. In dieser Zeit werden dann auch all diese ehemals bewährten Einschlafhilfen zur Falle und zur Entstehungsursache für Schlafprobleme.

Ähnliches zeigt sich im Vergleich des Schlafverhaltens von Ein- und Zweijährigen. Zwei Jahre alt zu sein ist für Kinder ein absolut schwieriges Alter; so viele Verlockungen, Wünsche und Impulse und so viele Verbote, die alle nicht einzusehen und schon gar nicht einzuhalten sind. Und dann noch die Zerrissenheit zwischen massiven Selbstständigkeitswünschen, der Neugierde, alles ausprobieren zu wollen, und gleichzeitiger Anhänglichkeit an die Eltern und Ängste, sie durch Tadel zu verärgern und zu verlieren. Durch die intellektuelle Entwicklung werden die Träume plastischer und drücken diese Grundspannung, der ein Kind in diesem Alter ausgesetzt ist, aus. Und da soll man gut schlafen können!

II.

WODURCH ENTSTEHT EIN SCHLAFPROBLEM?

Erfahrungsgemäß hat ein kindliches Schlafproblem eine von vier möglichen Ursachen: altersinadäquate Einschlafgewohnheiten (z. B. noch mit 10 Monaten nur beim Trinken einzuschlafen), körperliche Auslöser (hier sind Erkrankungen oder Entwicklungssprünge gemeint), seelische Auslöser (Paarprobleme, Probleme, sich vom Kind zu trennen u. Ä.) oder besonders erschwerende Umstände wie beispielsweise sehr beengte Wohnverhältnisse. Dem Schlafproblem kann auch eine Kombination mehrerer Ursachen zugrunde liegen, die es herauszufinden und zu verändern gilt.

Oft kann es einen an und für sich nicht so gravierenden Auslöser geben, wie z. B. eine Virusinfektion, wobei das Baby auch nach der Genesung auf einmal öfter aufwacht. Sehr häufig sehen wir die Kombination von einem neuen Entwicklungssprung und einer Erkrankung, die das Kind plötzlich nicht mehr wie gewohnt einschlafen oder das eigene Bettchen verweigern lässt.

Selten ist jedoch eine Ursache als *nur* körperlich oder *nur* seelisch oder *nur* als überkommene Einschlafgewohnheit anzunehmen. Selbst wenn der Auslöser eine Erkrankung des Kindes ist, verändert diese auch immer, zumindest kurzfristig, die emotionale Situation einer Familie und vielleicht auch die Schlafgewohnheiten. Das macht auch den Versuch, Patentrezepte zu erstellen, im Grunde unseriös, weil diese einseitig und daher nur bedingt hilfreich sein können. Wohl aber gibt es eine Gewichtung der einzelnen Faktoren, die zu einem Schlafproblem beitragen. Und gemäß dieser Gewichtung kann dann eine Lösung gefunden werden.

Am Ende eines jeden Kapitels finden Sie eine kurze Zusammenfassung, anhand derer Sie überlegen können, ob und in welchem Ausmaß einer der genannten Gründe am Schlafproblem Ihres Kindes mitwirken könnte.

1. KÖRPERLICHE AUSLÖSER

Als körperliche Auslöser werden alle Ereignisse verstanden, die aufgrund einer somatischen Veränderung passieren.

Manche Kinder finden auch nach einer überwundenen Bronchitis problemlos wieder in ihren Tagesablauf – und in ihr Bett zurück. Andere wirft beispielsweise ein neuer Entwicklungssprung, wie der um den 6. Monat, völlig aus der Bahn; Dinge, die vorher schon gut funktioniert haben, wie Mit-dem-Löffel-Essen oder Alleine-Einschlafen, werden plötzlich verweigert. Viele Eltern stehen diesem plötzlichen Rückschritt ratlos gegenüber, füttern wieder die Flasche und schlafen in drangvoller Enge eben zu dritt. Bis es einem der beiden reicht, weil er sich mehrmals nächtlich mit eine Kinderfuß unter der Nase wiederfindet.

In diesen ganz normalen und zur Kindheitsentwicklung gehörenden Schlafstörungen kann man sich und seinem Kind nachhaltig helfen bzw. auffällig auftretenden Schlafproblemen gut vorbeugen. Wie, das erfahren Sie in den folgenden zwei Unterkapiteln.

1.1. Erkrankungen

Der Begriff Erkrankung steht hier für alle Formen von gesundheitlicher Beeinträchtigung, vom harmlosen Schnupfen oder einer Impfreaktion bis hin zu einer chronischen Erkrankung des Kindes, aber auch für Babys, die wegen der Gefahr des plötzlichen Kindstods mit einem Herz-Atem-Überwachungsmonitor schlafen müssen.

Nicht immer hängt die Schwere der Krankheit mit der daraus

resultierenden Schlafstörung zusammen. Es gibt Kinder, die, kaum fiebern sie, so gut und lange schlafen wie noch nie in ihrem Leben, und solche, die permanent jammernd aufwachen. Manche Kinder stecken auch den Ansturm der dicksten Backenzähne problemlos weg, und andere sind von einem Schnupfen stark beeinträchtigt. Schaffen einige die Nacht nur zwischen Mama und Papa liegend, bleiben andere, wie sie es gewohnt sind, in ihrem Bettchen.

Sogar bei einem Krankenhausaufenthalt reagieren Babys ganz unterschiedlich, wie wir tagtäglich auf unserer Station erleben. Einzelne Babys sind munter und fidel.

Hier wird bereits deutlich, welchen bedeutenden Faktor das Temperament und die Persönlichkeit eines Kindes für die Entwicklung eines Schlafproblems hat. Und die bringt es einfach vom ersten Tag an mit. Deswegen ist es ja auch so wichtig, sein Kind in seinen vielleicht von Ihren sehr unterschiedlichen Eigenschaften, Vorlieben und Bedürfnissen wirklich kennen zu lernen und zu verstehen.

Wie können Sie nun Schlafproblemen nach Überwindung einer Erkrankung vorbeugen?

- Richten Sie sich neben dem Bett Ihres Kindes (sollte es schon in einem eigenen Zimmer schlafen) ein Notbett für die Dauer der Erkrankung ein.

Das ist im Moment unbequemer, aber es verhindert, dass sich Ihr Kind von seinem Bett entwöhnt und dann nicht mehr dorthin zurück möchte. So vermitteln Sie ihm, dass Sie für es da sind, an seiner Seite bleiben, es aber trotzdem seinen Schlafplatz – und Sie im Weiteren den Ihren – behalten.

- Warten Sie, um wieder in Ihr Bett zurückzugehen, so lange ab, bis Ihr Kind wirklich gesund ist. Geben Sie im Zweifelsfall lieber noch einen Tag bzw. eine Nacht dazu, und erklären Sie ihm, dass dies die letzte sein wird, die Sie bei ihm schlafen, da es jetzt schon wieder gesund ist.

Auch Ihr Kind braucht eine Umgewöhnungsphase vom Zu-zweit- zum Alleine-Schlafen. Gehen Sie, kaum ist es gesund, wieder in Ihr Bett zurück, löst das verständliche Klammer- und Protestreaktionen aus. Bei älteren Kindern empfiehlt es sich, den Zeitpunkt auszuhandeln und dem mittlerweilen gesunden Kind auch wieder ein verlockendes »Tagesgesundheitsprogramm« anzubieten, sodass es sich vom Kranksein und dem Vorteil der nächtlich verfügbaren Mama oder des Papas leichter trennen kann. Kann das Kind dann noch mithelfen, das elterliche Notbett wegzuräumen, damit es mehr Platz beim Spielen hat, gibt man ihm die Möglichkeit, aktiv die nun veränderte Situation mitzugestalten.

- Bei Kindern, die noch im Elternschlafzimmer schlafen, ist es auch im Krankheitsfalle klüger, sie in ihrem eigenen Bett zu belassen. Falls es nicht direkt neben dem der Eltern steht, schieben Sie es einfach heran.

Was ein krankes Kind braucht, ist das Gefühl von verstärkter Geborgenheit. Wie viel Nähe hierfür notwendig ist, spürt jede Familie am besten selbst. Darum sollte auch das Elternbett in dieser Zeit, wie in allen kindlichen Notsituationen, grundsätzlich kein Tabu sein.

Besonders schwierig sieht die Situation bei **chronisch kranken Kindern** aus: Hier ist die Ausnahme die Regel. Unter chronische Krankheiten können beispielsweise eine immer wieder auftretende Bronchitis, Neurodermitis, aber auch schwere Erkrankungen wie Herzfehler oder Cystische Fibrose (eine Lungenerkrankung) gereiht werden.

Meist sind diese Kinder schon von Beginn an Sorgenkinder, denen man nicht noch zusätzliche Frustrationen aufbürden möchte. So werden sie länger herumgetragen, dauernd beschäftigt, gefüttert und beim Essen abgelenkt sowie im elterlichen Bett belassen. Spätestens im zweiten Lebensjahr kommt es zum unweigerlichen Konflikt: die wachsende Willensstärke des Kleinkindes sucht nach Grenzen bei seinen Eltern, so wie bei Moritz:

Moritz kam im stolzen Alter von 5 Jahren mit seiner Mutter zu uns. In seinem ganzen Leben hatte er vielleicht ein Viertel der Zeit in seinem Bett geschlafen. Die restlichen Jahre und auch zum Vorstellungszeitpunkt schlief er zwischen seinen Eltern. Seine Mutter braucht er zum Einschlafen, sie muss neben ihm liegen und ihm die Hand halten und darf das Zimmer prinzipiell nicht verlassen. Da sein Vater die Abende seit Jahren nicht dauernd alleine verbringen möchte, kommt dieser auch schon um 20.00 Uhr ins Bett, wo jedoch dann zu dritt manchmal bis 24.00 Uhr ferngesehen wird. Moritz schläft in dieser Zeit irgendwann bei laufendem TV-Gerät ein.
Wie kam es dazu?
Bis zum Alter von 8 Monaten schlief Moritz in seinem Bett im Elternzimmer. Dann kam er wegen einer Durchfallerkrankung ins Krankenhaus. Während des Aufenthaltes schlief er im Bett der Mutter und ließ sich dann zu Hause nicht mehr in seines zurücklegen. Im Weiteren folgten bis zum 4. Lebensjahr 19 Krankenhausaufenthalte wegen Hals- und Ohrenentzündungen, Bronchitis, Bläschen im Mund, die in einer Mandeloperation im 3. Lebensjahr gipfelten. Seit seinem 4. Geburtstag, also seit einem Jahr, ist er nach einer Behandlung beim Ganzheitsmediziner wieder gesund. Die Eltern waren somit in nachvollziehbarer Sorge um Moritz, und an einen Kampf, ihn in sein Bett zu legen, war nicht zu denken. Auch nicht beim mittlerweile gesunden Moritz, der darauf besteht, dass das abendliche gemeinsame Fernsehen mit den Eltern im Ehebett beibehalten wird. Beim Vater verweigert er das Einschlafen, selbst wenn die Mutter ihn alleine niederlegt, dauert es Stunden und ist für alle nervenzermürbend.

Besonders schwer haben es auch Eltern, deren Babys wegen der Gefahr des plötzlichen Kindstods (oder SIDS – sudden infant death syndrom) mit einem **Herz-Atem-Überwachungsgerät** leben müssen. Da der Tod der Kinder, die innerhalb des ersten Lebensjahres an SIDS sterben, meist in den frühen Morgenstunden eintritt, ist in der Anfangszeit zu Hause für die meisten Eltern sowieso kaum an einen entspannten Schlaf zu denken. Die häufigen Fehlalarme dieser Geräte tragen noch zusätzlich zu einer völligen Nervenzerrüttung bei.

Hier potenziert sich die Sorge; Kinder mit einem SIDS-Risiko sind meist Frühgeborene, bei denen in vielen Fällen bereits die Schwangerschaft schwierig war. Je nach »Verfrühung« dieser Babys variieren dann die Bedenken, ob das Kind vielleicht gar nicht überleben kann oder mit einer späteren Behinderung rechnen muss. So sind bereits die ersten Lebenswochen auf einer Neonatologie (Frühgeborenenstation) für Eltern und Kinder stark belastend. Mit diesem zarten, durchscheinenden Wesen und einem Monitor werden dann die Eltern nach Hause entlassen.

Familien, deren Kinder als SIDS-gefährdet angesehen werden, haben es besonders schwer. Zwei gegenteilige Bestrebungen scheinen eine zufriedenstellende Lösung auszuschließen: Schläft das Baby ruhig durch, kann es auch schon gestorben sein; wacht es auf, ist der gegenteilige Beweis erbracht, aber der monatelange Schlafmangel zermürbt alle Beteiligten systematisch.

Parallel verhindern sowohl die mehr oder weniger bewusst wahrgenommene, sorgenvolle Stimmung der Eltern als auch die wiederholten Fehlalarme des Überwachungsmonitors, dass ein Baby diesen Akt der Selbstregulationskompetenz lernen kann, nämlich ruhig zu schlafen.

Wie kann man mit einer solch schwierigen Situation gut umgehen?

- Vorab: Das Leben birgt tatsächlich theoretisch unzählige Gefahren für Ihr Kind, aber auch für uns alle. Trotz Ihrer Sorge und Vorsicht werden Sie und niemand es wirklich schaffen, völlig sicher und risikolos zu leben. Ihrem Kind hilft in dieser Situation am meisten, wenn Sie ihm durch Ihre Haltung Lebensfreude und Optimismus vermitteln und dass Sie fest daran glauben, dass es – mit Ihrer Hilfe – sein Leben meistern wird.

Ich bin mir bewusst, dass dies für sorgenvoll Betroffene eine vielleicht lapidar erscheinende Aussage sein mag. Auch bei Erwachsenen gibt es wie eben bei Babys unterschiedliche Temperamentstypen. Ein eher grüblerisch und pessimistisch veranlagter Elternteil wird diese Empfehlung vielleicht gutheißen, aber aufgrund seines Naturells schwer umsetzen können, auch wenn er es gerne möchte. Ein optimistischerer Mensch hingegen wird sich vielleicht gar nicht solche Sorgen machen.

- Für die Schlafsituation gilt auch hier: Wo schlafen Sie und Ihr Kind am ruhigsten? Hier ist gemeint, in welcher Schlafkonstellation machen Sie sich die wenigsten Sorgen, weil Ihr Kind genau *das* spürt. Das kann gemeinsam im Elternbett sein, das kann aber auch getrennte Schlafzimmer bedeuten.
- Die meisten Eltern mit SIDS-gefährdeten Kindern ziehen es vor, bis ihr Kind mit 12 Monaten den Risikozeitraum von SIDS überstanden hat, das Baby in ihrem Zimmer zu belassen. Überprüfen Sie jedoch, wenn Sie sehr besorgt sind, ob Sie und Ihr Kind nicht doch besser in getrennten Zimmern schlafen, damit sich die Spannung nicht so übertragen kann.
- Ab dem ersten Geburtstag gilt, was für alle Kinder gilt, die schlecht schlafen können: langsam zu lernen, selber einzuschlafen.

Noch eine Bemerkung zu SIDS: Bis heute ist es nicht wirklich klar, warum manche Babys plötzlich im Schlaf versterben. Man weiß nur um gewisse Risikofaktoren und Vorsichtsmaßnahmen.

SIDS ist umso erschreckender, weil man, im Gegensatz zu früher, als die Säuglingssterblichkeit noch höher war, alle anderen Kinderkrankheiten besser im Griff hat. Wie erwähnt, ist es für Ihr Kind und für Sie am sinnvollsten, die nun mal gegebene Unberechenbarkeit des Lebens zu akzeptieren und Ihr Kind mit einer optimistischen Einstellung zu sich selber und dem Leben gegenüber groß werden zu lassen.

Wie bei chronisch kranken Kindern ist es auch bei ehemals SIDS-gefährdeten Kindern für ihre Eltern oft schwer, dem Nachwuchs gewisse altersentsprechende Frustrationen zuzumuten. So wird es gerade dieser Gruppe von Kinder paradoxerweise oft schwerer gemacht, zu lernen, mit sich selber und der Regulation der eigenen Wünsche, Stimmungen und Ärgernisse gut zurechtzukommen.

Zusammenfassung:
Stehen Sie also auch nachts Ihrem erkrankten Kind zur Seite – soweit es Sie braucht –, aber achten Sie darauf, dass es nach der Überwindung seiner Krankheit wieder in seine üblichen Schlafgewohnheiten zurückfindet. Grundsätzlich ist es sinnvoller, dass Ihr Kind seinen Schlafplatz beibehält und ein Elternteil, falls es im eigenen Zimmer schläft, während der Zeit der Erkrankung bei ihm schläft. Bei chronisch kranken oder SIDS-gefährdeten Kindern ist es wichtig (und gleichzeitig aus berechtigter Sorge weit schwieriger), eine möglichst entspannte Schlafatmosphäre herzustellen, um das Kind nicht noch weiter durch übertragene Unsicherheit zu irritieren. Damit beugen Sie am besten vor, dass sich erkrankungsbedingte Schlafstörungen fortsetzen und verfestigen.

So kommen wir nun in einen Bereich, den fast jede Familie schon erlebt hat: Schlafprobleme aufgrund von Entwicklungssprüngen.

1.2. Entwicklungssprünge

Besonders im ersten Lebensjahr des Kindes gibt es aufgrund der rasanten Entwicklung vier solcher großen Sprünge, genannt die »Trimenonssprünge«: mit 3, 6, 9 und 12 Monaten.

Das **erste Lebensjahr** ist entwicklungsmäßig betrachtet überhaupt eine außergewöhnliche Zeit. Wann sonst verdoppelt man sein Gewicht innerhalb von 6 Monaten?

Was sich alles zu den jeweiligen Trimenonssprüngen verändert, weiß der geschätzte Leser, die interessierte Leserin spätestens seit dem Kapitel I/2. Speziell der zweite Sprung um den 6. Monat herum ist statistisch gesehen der wahrscheinlichste Zeitpunkt, ein Schlafproblem zu entwickeln. Alle guten und bewährten Einschlafhilfen der »Kleinbabyzeit«, wie an der Brust einschlafen, funktionieren nur mehr bedingt. Zudem wird das Thema der langsamen Ablösung und Trennung durch zunehmende Selbstständigkeitsbestrebungen des Babys eingeleitet, was für Eltern und Kind beiderseits nicht einfach ist. Dies ist aber kein bewusster Prozess, im Gegenteil. Freuen sich die meisten Mütter über jedes Stück mehr Freiraum, sind sie auf der anderen Seite aber auch ein bisschen traurig, da die vermeintlich symbiotische Zeit, wo das Baby nur an ihnen und dem Busen interessiert war, vorbei ist.

Zusätzlich tauchen in dieser Zeit noch die ersten Zähne auf, die zwangsläufig die Nächte unruhiger werden lassen. Und bei manchen leidgeplagten Kindern brauchen diese besonders lange, bevor sie sich zaghaft zeigen.

Nicht umsonst haben bei fast allen hier vorgestellten Kindern die Schlafprobleme nach dem 6. Monat begonnen.

Jedoch schon die ersten Monate, bis ein stabiler Schlafrhythmus gefunden ist, sind voller Umstellungen. Schläft das Neugeborene noch, im Idealfall, bis zu 18 Stunden täglich, sinkt die Schlafdauer bis zum 4. Monat auf etwa 16 Stunden. Trotzdem empfinden dies viele Eltern nicht als Belastung, da man bei einem rund 4 Monate alten Kind schon mit fixen Vormittags- und Nachmittagsschlafblöcken rechnen kann. Diese Berechenbarkeit erleichtert es, sich in den veränderten Alltag als Familie einzuleben.

Was hilft bei Umstellungen innerhalb des ersten Lebensjahres?

- Bei akutem Zahnen hilft es, ähnlich wie bei kleineren Erkrankungen, die Nächte im Zimmer des Kindes zu bleiben (falls es nicht mehr bei Ihnen schläft).
- Bei Babys, die vermehrt in der Nacht trinken wollen, ist es ab dem 7. Monat klüger, nur Wasser zu geben. Mit Wasser stillen Kinder einfach ihren Durst, und man gewöhnt ihnen keine überflüssigen Nachtmahlzeiten – und einen wohlschmeckenden Grund (Saft/Teeflaschen) aufzuwachen – an.
- Wenn Ihr Baby öfter in der Nacht aufweint, versuchen Sie es immer zuerst in seinem Bett zu beruhigen bzw. es dort wieder hinzulegen. Klappt dies nicht, stellen Sie das Bettchen neben Ihr Bett und halten ihm die Hand. Erst wenn es gar nicht anders geht, sollte es zu Ihnen ins große Bett übersiedeln.

Nochmals: Diese Ratschläge gelten für Eltern, deren Kinder mehr oder weniger Probleme mit dem Schlafen haben. Prinzipiell spricht nichts dagegen, mit einem Baby oder Kleinkind gemeinsam im Bett zu schlafen – wenn Sie sich dabei alle wohlfühlen und gut schlafen. Prinzipiell spricht auch nichts dagegen, einem Baby über 6 Monate nächtliche Milchflaschen zu geben – wenn Sie gerne in der Nacht aufstehen, um eine Flasche zu kochen, und Ihr Kind deswegen nicht aufwacht.

Aber auch das **zweite Lebensjahr** bietet immer wieder gute Gelegenheiten, aus einem bestehenden Schlafmuster hinauszufallen. Nun fällt es den Kindern immer schwerer, ins Bett zu gehen. Der aufrechte Gang ermöglicht eine derartig veränderte Sicht der Welt und ungeahnte Perspektiven in der Entdeckung all der spannenden Dinge, die rings um einen sind, dass es wirklich viel verlangt ist, sich von all dieser Pracht zu trennen.

Erneut schwierig macht es auch die sich innerlich verändernde Beziehung zu den Eltern. Nun heißt es: Mein Wille gegen den euren. Das Kind ist somit zwischen der brennenden Spannung, alleine und in Ruhe z. B. seine Experimente mit Cremedosen durchführen zu wollen, und der Angst vor dem Ärger der Mutter hin- und hergerissen. Dann kann Einschlafen eine heikle Sache werden. Werden morgen noch alle so lieb sein oder vielleicht so böse wie eben vorhin wegen der blöden Cremedose? Da das Kind Verbote nicht wirklich nachvollziehen kann, muss es erst die Gesetzmäßigkeit von Verbot – Böse-Sein – trotzdem Liebgehabt-Werden und Sich-Wiederversöhnen begreifen. Eine so lange Trennung wie für eine Nacht kann da schon verunsichern, speziell wenn es merkt, dass Mama oder Papa schon gewaltig sauer sind, weil sie eben z. T. monatelang nicht schlafen können.

Dann gibt es noch eine ganz reale Veränderung, nämlich die der **Tagesschlafgewohnheiten**. Wie in Kapitel I/2 ausgeführt, stellt sich zwischen dem ersten Geburtstag und 1,5 Jahren der Tagesschlaf von, im Idealfall, zweimal auf einen Mittagsschlaf um. Diese Umstellungsphase ist jedoch mühsam für alle Beteiligten: zweimal schlafen ist zu viel, einmal zu wenig.

Zu weiteren Missverständnissen kommt es, wenn Eltern, froh, endlich einen stabilen Tagesschlafrhythmus gefunden zu haben, auf diesem ungeachtet des Älterwerdens des Kindes bestehen. Dramatische Szenen spielen sich dann ab, wenn noch nicht wirklich müde Kinder brüllend im Gitterbett stehen oder, »zur falschen Zeit« eingeschlafen, wieder aufgeweckt werden. Wie bei Max:

Max kam mit 17 Monaten in unsere Ambulanz; müde aussehend mit seiner verzweifelten Mutter und einem stillen Vater. Frau U. klagte, dass Max ständig müde sei und zweimal täglich 45 Minuten schlafe, aber nur zu Hause und da auch relativ unberechenbar. Das Ganze geht seit seinem 13. Monat. Die Nacht verläuft problemlos. Maxens Cousins und Cousinen, die Kinder von Frau U.s Schwester, die im Nebenhaus wohnen, schliefen in diesem Alter schon alle ihren 2-stündigen Mittagsschlaf, woran bei Max nicht zu denken ist. Frau U. hatte das Gefühl als Mutter zu versagen, weil Max keinen »ordentlichen« Schlafrhythmus entwickelt und sie sich von ihrer Schwester und Schwiegermutter belächelt fühlt. Ist Max bei seiner Tante und den Cousins, dann hält er wie diese einen 2-stündigen Mittagsschlaf. Versucht dies Frau U. zu Hause nach bereits erfolgtem Kurzvormittagsschlaf, steht er brüllend im Gitterbett. Max war immer ein guter Schläfer und ein ruhiges Kind, nur jetzt beginnt er mittlerweile schon zu schreien, wenn er sein Bett sieht. Der Versuch, Max nach einem genauen Schlaf- und Aufweckplan zum Schlafen zu bringen, zog nur den Erfolg besagter Gitterbettphobie nach sich.

Frau U. klammerte sich so an die Vorstellung, dass Kinder ab gut einem Jahr nur mehr einmal täglich schlafen – wie eben auch ihre Nichten und Neffen –, dass es für sie wie ein persönliches Versagen war, dass Max hier anders war und seine zwei-, ja manchmal sogar dreimaligen täglichen Nickerchen brauchte. Die Unberechenbarkeit seines Tagesablaufes und die mangelnde Anerkennung durch die starke Konkurrenz mit ihrer Schwester ließen sie verzweifeln.

Was hilft Kindern bei Umstellungsschwierigkeiten innerhalb des zweiten Lebensjahres?

- Beobachten Sie, wann genau Ihr Kind wirklich müde ist und

wann nicht. Ein nicht müdes Kind zum Schlafen zu nötigen ist sinnlos und züchtet nur eine »Gitterbettphobie«.

- Achten Sie darauf, dass es im Durchschnitt etwa 4 bis 5 Stunden vor dem Nachtschlaf nicht mehr länger als 10 bis maximal 20 Minuten schläft. In Umstellungsphasen kann sich aber auch das abendliche Zubettgehen nach vorne oder hinten verschieben.
- Springt Ihr Kind nach dem Zubettlegen noch fröhlich im Gitterbett herum und macht auch nach etwa 10 Minuten keine Anstalten liegenzubleiben, hat es wahrscheinlich seinen Müdigkeitszeitpunkt verpasst (sofern kein kindliches Trennungsproblem der Grund ist). Bevor Sie sich nun beide eine weitere Dreiviertelstunde lang quälen, nehmen Sie es noch mal heraus und mit ins Wohnzimmer. Nach 30 Minuten legen Sie es erneut ins Bett – und werden diesmal wahrscheinlich erfolgreicher sein.

Grundsätzlich werden Kinder, wenn ihr Müdigkeitszeitpunkt überschritten ist, etwa alle 40 Minuten wieder schläfrig. Sie in dieser nächsten Phase wieder ins Bett zu bringen ist weit erfolgreicher und beziehungsfreundlicher, als zermürbende Schnuller-Rausschmeiß-, Kuckuck- und sonstige Gitterbettspielchen auszusitzen.

- Keine »Opfer«. Machen Sie nicht über einen längeren Zeitraum Dinge, die für Sie nicht wirklich akzeptabel sind.

Wollen Sie längerfristig nicht zu dritt im Bett schlafen, bringen Sie Ihr Kind freundlich, aber bestimmt in sein Bett zurück oder errichten Sie ihm ein provisorisches Lager neben Ihrem Bett. Wollen Sie nicht über einen gewissen Zeitraum in der Nacht aufstehen und wieder eine Flasche kochen, dann muss Ihrem 1,5-jährigen Kind eben auch ein Wasserfläschchen recht sein, das es sich selbst greifen kann.

Dieser Punkt ist insofern wichtig, da alles, was Sie längerfristig gegen Ihren Willen tun, aufs Konto Ihres Kindes geht. Sie werden verständlicherweise sauer werden, und das schlägt sich mehr oder weniger versteckt in Ihrer Beziehung zu Ihrem Kind nieder.

Zusammenfassung:
Speziell ab dem 6. Monat treten gehäuft Schlafprobleme auf. Durch die wachsende Fähigkeit des Kindes, langsam immer mehr selbstständig ausprobieren zu wollen, funktionieren bewährte Einschlafhilfen der »Kleinbabyzeit« nicht mehr. Einschlafen durch Trinken oder Herumtragen dauert auf einmal viel länger, die Kinder winden sich auch oft unzufrieden im Arm herum; kurz, irgendwie passt ein altes Ritual nicht mehr.
Ein sich verändernder Schlafrhythmus tut das Seinige an Verwirrung und dauernder Änderung eines schon eingespielten Tagesablaufs. Achten Sie zunehmend darauf, nur wirklich müde Kinder ins Bett zu legen und dass Ihr Kind lernt, in seinem Bett alleine einzuschlafen.

Überlegen Sie, wann das Schlafproblem Ihres Kindes begonnen hat.

Entwicklungssprünge können auch deswegen Knackpunkte für ein Schlafproblem werden, da es für viele Eltern schwer ist, mit der sich gerade im ersten Lebensjahr so rasant verändernden Entwicklung ihres Kindes mitzukommen. Übersieht oder verpasst man diese Veränderungen, so entstehen auch leicht altersunpassende Einschlafgewohnheiten, von denen, als zweithäufigste Ursache von Schlafproblemen, das nächste Kapitel berichtet.

2. ALTERSUNPASSENDE EINSCHLAFHILFEN

Unter altersunpassenden Einschlafhilfen werden Gewohnheiten verstanden, die für ein früheres Alter des Kindes passend waren und zum jetzigen Zeitpunkt zu keinem ungestörten Schlaf mehr verhelfen können. Die hier am häufigsten praktizierte Gewohnheit ist das Einschlafen an der Brust oder Flasche, das mit zunehmendem Alter des Kindes immer länger dauert und in der Nacht bei jedem Aufwachen wiederholt werden muss.

Sie mögen nun vielleicht meinen, was denn so schlecht daran sein soll, wenn ein Kind beispielsweise nur trinkend einschlafen kann. Sei ihm doch das Vergnügen gegönnt. Das Problem ist, dass Eltern und Kinder gemeinsam auf diese Weise einen Entwicklungsschritt verpassen und ihr Kind auf eine Art der Beruhigung, in dem Fall das Trinken, fixiert bleibt. Für einen Säugling ist dies eine durchaus passende Art, sich zu beruhigen, er hat ja auch noch kaum andere Möglichkeiten. Für ein Kleinkind ist es eine Fixierung und verhindert, dass es seinem Alter gemäß, z. B. mit Ankuscheln an ein Schmusetier, lernt, sich alleine zu entspannen.

Ich bin mir bewusst, dass diese Argumentation auch hundert Gegenargumente nach sich ziehen kann und dass jeder unter »altersinadäquat« etwas anderes versteht. Es ist eine ähnliche Problematik wie in der Diskussion des familiären Normalitätsbegriffes. Altersinadäquat kann nur an der Mehrzahl der Kinder, Normen unserer Gesellschaft und einem erwünschten entwicklungspsychologischen Niveau definiert werden.

Natürlich gibt es Fälle von Zweijährigen, die selig an der

Milchflasche ein- und die Nacht durchschlafen. Oder 11 Monate alte Babys, die im Arm in den Schlaf gewiegt werden und sofort ein- und durchschlafen. Wir sprechen hier von all den Fällen und all den Kindern, die nicht so leicht ein- und durchschlafen können. Viele dieser meist sehr sensiblen Kinder tun sich mit Veränderungen und neuen Entwicklungsschritten sowie Trennungen von den Eltern schwerer. Ihr Bedürfnis, in ihren Einschlafgewohnheiten noch ein kleines Baby bleiben zu wollen, ist durchaus nachvollziehbar. Es ist jedoch nicht klug, es so zu unterstützen. Vielmehr gilt es zu überlegen, wie und wo man dem Kind zu etwas mehr Autonomie verhelfen und in welchem Bereich es ruhig noch ein bisschen Baby sein kann, ohne sich und seine Eltern nachhaltig zu behindern. Kurz, wo man seine Selbstregulationskompetenz unterstützen kann. So kann ein Zweijähriges seine »Babybedürfnisse« vielleicht noch mit einer Kakaoflasche während des Tages stillen, aber eben schon wie ein »großes Kind« alleine einschlafen. Es ist ja auch irgendwie noch beides. Oder ein 13 Monate altes Kind kann das schwierige Spiel mit der nächtlichen Trennung von den Eltern auch mal tagsüber üben, z. B. wenn es mal mit der Oma weggeht und sich dann von der Mama verabschieden lernt. Und vor allem lernt, dass es nach einer kurzen, verständlichen Protest- und Trauerphase ein verlässliches Wiedersehen gibt.

An dieser Stelle brauen sich nun außerdem zwei ausschlaggebende Zutaten, nämlich das Wesen der einzelnen Schlafphasen und altersinadäquate Einschlafhilfen, zu einem schlafraubenden Cocktail zusammen: Ein Kind, das zum Einschlafen z. B. eine Flasche braucht, braucht dies auch immer wieder in der Nacht, wenn es zwischen den einzelnen Schlafphasen aufwacht. Einschlafen ist hier mit Saugen assoziiert.

Warum, werden Sie fragen, wachen dann nicht alle Kinder in der Nacht auf? Tatsächlich wachen auch alle Kinder, wie auch

Erwachsene, in der Nacht mehrmals auf. Sie merken es jedoch kaum, drehen sich einmal um und schlafen weiter. Aufwachen zwischen den Leicht- und Tiefschlafphasen ist völlig normal – nur Weiterschlafen leider nicht immer.

Ein Kind, das den Schritt vom Wachsein zum Einschlafen nur mit fremder Hilfe, wie wiegen, gefüttert werden etc., schafft, braucht genau diese Einschlafhilfen auch in der Nacht wieder, wenn es aufwacht. Und das kann oft der Fall sein. Im Idealfall schafft es ein Kind, seine Tiefschlafblöcke zu 1,5 bzw. 3 Stunden miteinander zu verbinden, und kommt so »nur« 4- bis 6-mal pro Nacht. Es gibt jedoch Kinder, die erst gar nicht in die Tiefschlafphase hineinkommen, was etwa 20 Minuten dauert, sondern kurz vorher wieder aufwachen und bei denen sich das nächtliche Aufwachen so bis zu 15-mal steigern kann.

Und noch einen Nachteil hat das Benötigen einer Einschlafhilfe von außen: Der kindliche Schlaf ist so viel weniger stabil und dadurch störanfälliger. Warum?

Stabilität erreicht man, indem man alleine alle Störfaktoren, die einen so beim Einschlafen noch irritieren, wie Geräusche, Verdauungsvorgänge etc., wegblenden kann. Es ist vergleichbar mit einem Großrechner, der langsam runterfährt und sich Teil für Teil abschaltet. So muss auch das Kind Schritt für Schritt vom Zustand der Müdigkeit in den des Einschlafens und Tiefschlafens wandern. Wird es, statt diesen anfangs mühsamen Weg lernen zu müssen, immer vom Wach- in den Schlafzustand »abgeseilt«, fehlt ihm diese Möglichkeit zur Selbstregulation.

Und der Erwerb der Selbstregulationskompetenz ist die zentrale Entwicklungsaufgabe in der frühen Kindheit. Diese Fähigkeit ist Voraussetzung dafür, als Erwachsener mit den – leider – so üblichen Frustrationen, Enttäuschungen und sonstiger Unbill des Lebens gut umgehen zu können, ohne Trost und Stütze ausschließlich in Suchtverhalten oder übertriebener Abhängigkeit vom Partner oder den Eltern zu finden. Sprich, ein ausgeglichener Mensch zu werden.

Wie die Spielart konkret aussieht, ist dabei nicht ausschlaggebend. Darum müssen wir bei der Lösung von kindlichen Schlafproblemen genau hier ansetzen: beim Erwerb einer altersentsprechenden Selbstregulationskompetenz. Mehr darüber in Teil III.

Zusammenfassung:
Viele Kinder, die mit Einschlafhilfen in Form von Trinken, im Arm wiegen u. Ä. einschlafen, schaffen es in der Nacht nicht, die einzelnen Schlafphasen, während deren sie aufwachen, miteinander ohne die bewährte Einschlafhilfe zu verbinden. Einschlafen ist an Saugen oder Getragenwerden gekoppelt. Diese Einschlafhilfen haben sich aus der ersten »Kleinbabyzeit« eingebürgert und werden aber zunehmend nutzloser, d. h. das Ein- und Durchschlafen funktioniert nicht mehr wie gewohnt.
Überlegen Sie, ob Ihr Kind nur mit einer Einschlafhilfe (dazu zählt alles, wozu es die Eltern braucht, also nicht Schnuller oder Kuscheltiere!) und nicht alleine einschlafen kann.

Kommen wir nun zum häufigsten Einschlafritual, dem Einschlafen während des Trinkens.

2.1. Einschlafen an der Brust oder mit der Flasche

Erinnern Sie sich noch an Philip?
Philip, den 10 Monate alten Jungen aus Teil I/Kapitel 1? Zur

Erinnerung: Philip schlief mit einer Teeflasche im Arm des Vaters ein, sofort. Jedoch nur für maximal 1,5 Stunden. Dann wiederholte sich das Ritual bis zu 15-mal pro Nacht, wickeln und 0,3 Liter warmen Tee (frisch aufgegossen!) inklusive.

Philip, dessen Schlafproblem mit 6 Monaten begann, ist ein ganz typischer Vertreter dieser Gruppe. Als kleines Baby half das Einschlafen mit der Milchflasche noch hervorragend. Plötzlich brauchte Philip schon mehr als eine Flasche am Abend und in der Nacht eine weitere, auf Etappen getrunken. Philips Mutter zog intuitiv richtig die Abendflasche etwas vor und ließ den Buben nur mehr mit ungesüßtem Tee einschlafen. Das bewirkte nebenbei, dass Philip wieder zum Frühstückstiger wurde, etwas, was er sich während seiner Nachtmahlzeitenphase abgewöhnt hatte.

Da Philip ein friedfertiges Kind war und Tee mochte, akzeptierte er den schändlichen Betrug, die Milchflasche gegen eine mit Tee ausgetauscht zu bekommen. Sein Schlaf besserte sich aber dadurch nicht, im Gegenteil. Das abendliche Einschlafen begann sich zunehmend hinauszuziehen: Philip setzte sich immer wieder auf, grinste, hörte auf zu trinken, wollte wegrobben und Ähnliches, gar nicht Schlafförderndes unternehmen. Dauerte die Einschlafprozedur länger als eine halbe Stunde, wurde er zunehmend quengelig, sichtbar müde, war aber schwer zum Einschlafen zu bewegen.

Nächtens klappte das Weiterschlafen schneller, aber ab 5.00 Uhr morgens war Tagdienst für Herrn K. angesagt. Philip wollte nicht mehr weiterschlafen. Dieses Bedürfnis befiel ihn jedoch wieder gegen 8.00, als seine Mutter seine Schwester in die Schule bringen wollte. Sein Tagesablauf sah folgendermaßen aus: (s. Seite 101).

Philips Schlafrhythmus ist völlig logisch. Er schafft noch einen langen Tiefschlafblock zu Beginn der Nacht und wird gegen 5.00 Uhr, wenn die Schlafphasen immer häufiger wechseln, munter. Dazwischen braucht er zum Weiterschlafen seine warme Teeflasche (mit munterem Vater). In die letzte Tiefschlafphase so gegen 6.00 Uhr morgens kommt er nicht mehr. Sein Tagesschlaf war ebenso verschoben und unregelmäßig auf dreimal gute 45 Minuten aufgeteilt, die er meist nur unterwegs im Wagen schlief.

TAGESABLAUF

Name des Kindes: Philip

Datum: 23. 10. 97

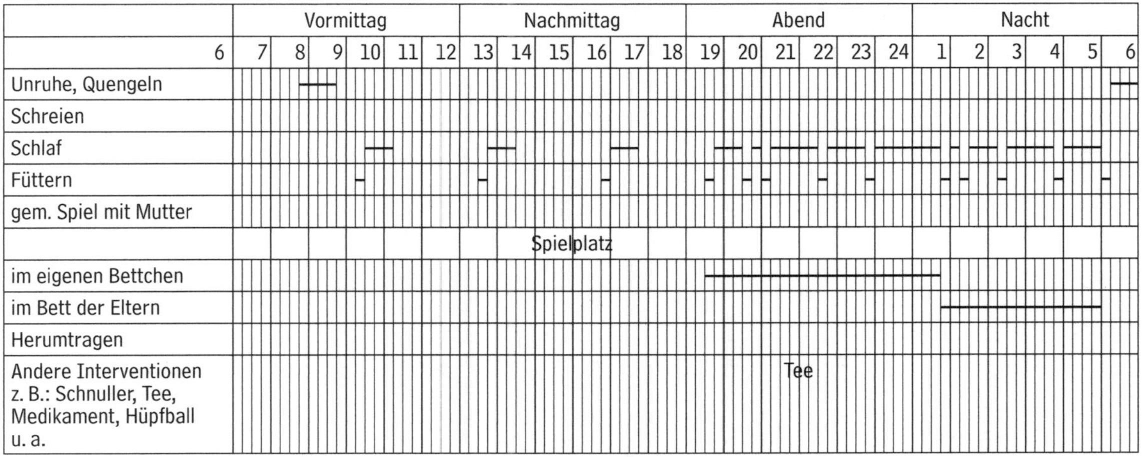

Um wie viel Uhr haben Sie Ihr Kind am Abend zum Schlafen hingelegt? 18.30 Uhr

Wie lange braucht Ihr Kind zum Einschlafen? 15 Min.

Wie oft ist es in der Nacht aufgewacht? 9×

Wie haben Sie sich heute gefühlt?

Sehr glücklich ____X____ Sehr unglücklich

Sehr frisch ________X Sehr erschöpft

Sehr entspannt ________X Sehr abgespannt

(Bitte auf den Linien ankreuzen)

Wie Philip dann das Durchschlafen schaffte und seinen kaum mehr vorhandenen Durst mit Wasser stillen konnte, steht in Teil III.

2.2. Einschlafen durch Herumtragen

Diese Art der Einschlafhilfe gestaltet sich ähnlich, wenn auch bandscheibenvernichtender. Eltern von Kindern, die trinkend einschlafen, dürfen gewöhnlich auch liegen oder neben dem Kinderbett hocken. Dies wird von der Gruppe derjenigen, die ans Herumtragen als Einschlafhilfe gewöhnt sind, selbstverständlich nicht toleriert. Vom flotten Marsch bis zu stehend wiegendem Einschaukeln reichen hier die Vorlieben, die vehement eingefordert werden.

Dabei beginnt auch hier alles so harmlos:
Lena, das damals winzige 2 Wochen alte und knapp 3,5 Kilo schwere Baby im Arm zu wiegen, das war für Frau und Herrn H. eine Selbstverständlichkeit und herrliche Lösung, den brüllenden Nachwuchs so in den Schlaf zu bekommen. Und es klappte im Laufe der Zeit immer besser! Die Kunstfertigkeit gewisser Griffe, Positionen und Schritttempi nahm profihafte Züge an und der kleine Liebling ständig zu. Die mittlerweile 5 Monate alte und rund 7 Kilo schwere Lena ließ schon dann und wann an ein Ende denken. Doch eine noch kräftigere Stimme als zu Beginn trieb die zögernden Eltern zu immer neuen Hochleistungen an. Als Lena dann bereits bravourös rumkrabbelte, sich im Alter von 10 Monaten überall hochzog und alles abzuräumen begann, da planten Herr und Frau H. die Revolution. Das heißt, ihr Orthopäde legte es Frau H. nahe. Sie machten die Rechnung ohne die Wirtin, die Lena hieß. Herrliche 10 Monate, ihr gesamtes Babyleben an den wiegenden Schritt ins Träumeland gewöhnt, sollte sie diesen nun gegen eine bewegungslose, flache Matratze eintauschen?
Lena war ein weniger friedfertiges Kind als Philip und ließ sich eine derart freche Änderung ihrer Einschlafgewohnheiten selbstverständlich nicht gefallen. Sie brüllte auf Teufel komm raus und ließ sich durch die danebensitzenden Eltern, die voller Schuldgefühle versuchten, sie mit Keksen oder Milchflaschen zu beruhigen, nicht ablenken. Ein gnädiger Kompromiss wurde in Form eines Hüpfballs

gefunden, auf dem Herr und Frau H. die mittlerweile 13 Monate alte und 11 Kilo schwere Lena in den Schlaf hopsten.

In diesem Alter kam die Familie in unsere Spezialambulanz, geplagt von schlechtem Gewissen, dass sie erneut eine Revolution gegen Lenas Einschlafwünsche planen. Lena wachte im Gegensatz zu Philip nur 1- bis 2-mal auf, war jedoch tagsüber eine strenge Herrscherin und wollte permanent beschäftigt werden.

Wie im Falle von Philip schlich sich hier eine Gewohnheit aus der ganz frühen Babyzeit bis fast ins Kleinkindalter hinein und war nicht mehr so leicht zu verändern. Lena kannte ja wirklich nichts anderes und die halbherzigen Versuche ihrer Eltern, sie zum Einschlafen im Gitterbett zu bewegen, fruchteten bei dem temperamentvollen Mädchen wenig. Herr und Frau H. waren beide ruhige und zurückhaltende Menschen, die dem Temperament ihrer Tochter zum Teil ratlos gegenüberstanden. Das im Endeffekt ständige Eingehen auf die Wünsche Lenas, neben zunehmenden schlimmer werdenden Rückenproblemen, staute mittlerweile einen Groll gegen das Kind auf, der sich verkleidet in Form des schlechten Gewissens zeigte, das den Eltern selber unverständlich war. Sie taten doch wirklich alles, was Lena verlangte.

Lena und ihre Eltern schafften in 4 Wochen, dass Lena alleine in ihrem Bett einschlief und tagsüber bis zu 45 Minuten auch alleine spielen konnte. Sie erreichten dies durch den in Teil III ausführlich beschriebenen stufenweisen Erwerb einer höheren Selbstregulationskompetenz des Kindes.

2.3. Einschlafen durch bestimmte Rituale

Bei rituellem Einschlafen gilt es zu unterscheiden, ob ein Kind für sich alleine eine Art Ritual gefunden hat, wie beispielsweise sich einschaukeln, an einem Polsterende, einem Knopf oder an den Haaren drehen, mit den Händen Kreisbewegungen auf der Matratze ziehen u. Ä., oder jemanden zweiten in sein Ritual mit einbeziehen muss. Der erste Fall stört Eltern meist nicht und zeigt auch eine Kompetenz des Kindes, selber einschlafen zu können. Meistens erst dann, wenn Mutter oder Vater Teil eines zeit- und nervenaufreibenden Einschlafrituals werden, wird Rat gesucht.

Generell gilt, je komplizierter, länger und unangenehmer dieses Ritual abläuft, desto größerer Spannung ist das Kind ausgesetzt, die es irgendwie abbauen muss, um Ruhe zu finden. Alle Handlungen, die ein Kind für sich entwickelt, um einzuschlafen, sind dann durchaus »normal«, wenn sie keinen selbstschädigenden Charakter bekommen, wie z. B. sich verletzen durch Kopf schlagen. Auch Masturbation wird nicht zu selbstschädigendem Verhalten gezählt, auch wenn es manche Eltern irritiert. Prinzipiell gilt, allem, was Ihr Kind über einen längeren Zeitraum (etwa 2 bis 3 Monate) und mehrere Stunden am Tag ausübt, um sich zu beruhigen, sollte nachgegangen werden.

Die Kinder, deren Einschlafen mit besonderen Ritualen verbunden ist, brauchen dazu fast ausschließlich ihre Mütter.

Jakob war ein 11 Monate alter Junge, der zum Einschlafen am Uhrband der Mutter drehte, es jedoch innerhalb einer halben Stunde schaffte, einzuschlafen. Erst sein mehrmaliges nächtliches Aufwachen, das von 2- bis 6-mal variierte, ließ die Eltern unsere Ambulanz aufsuchen. Die Familie lebte in nicht ganz einfachen Umständen: Frau R. und Herr S. hatten eine Wochenendbeziehung über 800 km Entfernung. Beide Eltern waren Ende 30, als sich Jakob überraschend einstellte. Zur Freude von Frau R. und mit gemischten Gefühlen von Herrn S. In der Schwangerschaft zog Frau R. zu ihrem Freund in eine andere Stadt. Von vornherein war klar, dass Herr S. seine Nachtruhe brauchte, da er selber Schlafprobleme hatte. Frau R. versuchte, ihren Freund zu entlasten, wie sie konnte, da sie auch diejenige war, die ein Kind wollte. Sie litt unter Heimweh und machte sich viele Gedanken über richtige Kindererziehung. Jakob in der Nacht ruhig zu halten war das oberste

Gebot. Schlief sie bei ihm im Kinderzimmer, waren die Nächte zwar nicht besser, aber weniger strapaziös für sie. Jakob, fast nur an seine Mutter gewöhnt, wuchs so mit ihr immer mehr zusammen, während Frau R. zwischen ihm und ihrem Freund zerrissen war; allein in der Wahl ihres Schlafplatzes. So anhänglich Jakob in der Nacht war, tagsüber schien er seinen Freiraum zu genießen, war kein Kuschelkind und konnte prima alleine spielen.

Hier dauerte die Arbeit fast 3 Monate, bis Jakob bereit war, ohne seine Mutter, aber stattdessen mit ihrer Uhr einzuschlafen. Allein an der Dauer dieser Veränderung von Jakobs Einschlafgewohnheiten wird jedoch deutlich, wie sehr die Art und Qualität der Eltern-Kind-Beziehung, aber auch der Beziehung der beiden Elternteile zueinander einen nicht unerheblichen Anteil bei Schlafschwierigkeiten haben. Dieser Anteil wird im folgenden Kapitel über seelische Ursachen von Schlafproblemen näher ausgeführt.

3. SEELISCHE URSACHEN

Je jünger ein Kind ist, umso schwieriger und unsinniger ist es, eine scharfe Trennung zwischen *nur* körperlichen oder *nur* seelischen Ursachen eines Symptoms zu ziehen. Das gilt auch für gewisse Erkrankungen. Die immunsystemverändernde Wirkung von sehr belastenden Ereignissen, wie Scheidungen, Todesfällen oder massivem Stress, ist in der Medizin bekannt. Im Alltag ist dies leicht erkennbar: Frisch verliebt, scheint man immun gegen jede Verkühlung oder gegenüber Schlafmangel, hingegen überarbeitet und genervt, fängt man nahezu jeden Virus ein.

Nicht zuletzt aus der Psychosomatik weiß man, dass sich seelische und körperliche Phänomene zum Teil bedingen bzw. ein psychisches Phänomen somatische Folgeerscheinungen nach sich zieht. Denken Sie nur an starke Angst oder Aufregung; die meisten Menschen bekommen entweder Durchfall, Schweißausbrüche oder zittern am ganzen Körper. Ist jetzt der Durchfall das Symptom, welches es zu behandeln gilt, oder die Angst?

Sie würden höchst unzufrieden mit einem Arzt sein, der Ihnen gegen dauernden Durchfall immer wieder nur ein stuhlregulierendes Medikament gibt. Es würde Sie zu Recht der Verdacht quälen, dass dies nicht die Heilung des Durchfalls sein kann. Wohl können Sie kurzfristig sein Symptom zum Verschwinden bringen, nicht aber die Ursache, weswegen Sie ihn haben. Und so werden Sie ihn weiterhin behalten.

Schlafproblemen von Kindern mit rein symptomorientierten Maßnahmen, wie sie beispielsweise die Ferber-Methode[7] empfiehlt, zu begegnen wäre eine ähnlich einseitige Therapie. Man

7 Verhaltenstherapeutisches Konzept, das ein minutengenaues Allein- und Weinenlassen des Kindes bei der Einschlafsituation empfiehlt.

kann, im besten Fall, das Symptom beseitigen, nicht jedoch die Ursache beheben.

Denken wir an die Therapie des eingangs zitierten Durchfalls: Wird er oder die Angst, die ihn hervorruft, therapiert? Diese Frage ist so im Prinzip unsinnig, da es kein Entweder-Oder gibt, genauso wie es kein nur seelisches oder nur körperliches Geschehen gibt. Ein guter Behandler wird beides therapieren, etwas, was im Altertum eine Selbstverständlichkeit war.

Wir befinden uns jetzt bei der wohl geheimnisvollsten und daher vielleicht unangenehmsten Zutat des Schlaflosigkeitscocktails: der Psyche. Alles, was wir nicht ganz nachvollziehen und ausloten können, wo es keine fix berechenbaren Grenzen, nichts zum Angreifen gibt, hat etwas Unheimliches an sich; ist verbunden mit einem Unbehagen darüber, wie tief denn dieses Gefäß der Gefühle sein kann und was da nicht alles schwimmen könnte. Diese beunruhigenden Gefühle, die ob der mangelnden Überschaubarkeit der Seele oft zu allerlei Fantasien anregen können, werden logischerweise lieber weggeschoben.

Nicht umsonst wollen die meisten psychosomatisch Erkrankten, um bei unserem Beispiel zu bleiben, mit chronischem Durchfall, lieber ihren Körper durchleuchten lassen als ihre Seele. Eine ordentliche organmedizinische Diagnose beruhigt alleine durch ihre Greifbarkeit. Außerdem ist man daran auch nicht schuld oder kann es irgendwie bewirkt haben, sondern man ist, im Gegenteil, arm und leidend. Nicht umsonst bestehen, unserer Erfahrung nach, Eltern mit den hartnäckigsten Schlafproblemen ihrer Kinder vehement auf einer organischen Ursache und stehen »unsachlichen« Gesprächsthemen verschlossen gegenüber.

Auch das ist verständlich. Fast alle Eltern plagt irgendwo die Sorge, etwas falsch zu machen oder falsch gemacht zu haben. Die Einführung einer am Ende gar seelischen Mitbeteiligung am Schlafproblem lässt diese diffusen Schuldgefühle ins Unermessliche schießen. Und das erzeugt Wut: entweder auf das Kind, das einen in eine solche Lage bringt, oder den Behandler.

Bevor Sie nun vielleicht ein leichter Ärger auf dieses Buch beschleicht, das da geheimnisvoll von seelischen Aspekten kindlicher Schlafprobleme redet, werden wir ganz konkret:

Kinder spüren wie Seismografen die Stimmungen in ihrer Familie. Generell gilt: Je kleiner ein Kind, desto mehr ist es noch ein Gefühlswesen und desto weniger ist Seelisches noch von Körperlichem getrennt. Ein Neugeborenes drückt dies pur aus: Jedes Unwohlsein manifestiert sich sofort körperlich (durch Strampeln, Mimik, Schreien), und jede körperliche Beeinträchtigung, wie z. B. Schlafmangel, lässt es auch seelisch völlig aus der Fassung geraten. Wohlgefühl wird noch 1 zu 1 mit Körperlichkeit verbunden, man denke ans Gefüttert- oder Gestreicheltwerden.

Erst durch den Erwerb des konkret operativen Denkens mit etwa 7 Jahren (!) kann ein Kind *über* etwas nachdenken. Bis dahin ist es noch im Zentrum seiner Gefühle und seines Erlebens. Deswegen sind Gespenster unter dem Bett in diesem Alter noch so wirklich.

Konkret auf das Familienleben bezogen, bedeuten für Kinder bspw. Familienstreitigkeiten: »Wenn Mami und Papi streiten, dann vielleicht meinetwegen, vielleicht werden sie mich morgen nicht mehr mögen.« Kinder dieses Alters können sich noch nicht sagen: »Aha, dicke Luft bei den beiden. Wohl weil Papi gestern wieder so spät nach Hause gekommen ist. Wird schon wieder vergehen, und wenn nicht, mit mir hat das Ganze nichts zu tun, mich mögen sie ja.« Und weil diese Kinder diese kongnitive Leistung, die ja sogar Erwachsenen innerhalb einer Partnerschaft nicht leichtfällt, nicht vollbringen können, bekommen sie massive Ängste.

Ängste im Kleinkindalter sind immer auch **Trennungsängste.** Das ist nachvollziehbar. Ein kleines Kind würde ja wirklich ohne die ganz reale Fürsorge seiner Eltern, also ohne dass sie ihm etwas zu essen, zum Anziehen oder ein warmes Dach über dem Kopf geben, es sicher über die Straße führen etc., nicht überleben können. Sind plötzlich die Eltern weg, ist die Überlebensgrundlage weg.

Kleine Kinder können jedoch Gott sei Dank noch nicht so weit denken, weil ihnen hierfür die Fähigkeit fehlt, sich über Ursache und Wirkung Gedanken zu machen. Also möchte man meinen, wozu dann die Trennungsangst, wenn sie sowieso noch nicht die wahre Bedeutung des elterlichen Schutzes begreifen können? Noch unzureichende kognitive Fähigkeiten bedeuten jedoch keinesfalls, dass sie, weil sie nicht nach einer »erwachsenen« Logik darüber nachdenken können, nicht mitbekommen, wenn zu Hause Spannungen sind. Sie erleben es als beängstigend, wenn der nötige elterliche Schutz auf irgendeine Art und Weise bedroht erscheint. Und sie erleben die große, unersetzlich erscheinende, emotionale Bindung an ihre Mutter.

Nicht zuletzt die Säuglingsforschung belegt eindeutig, dass die emotionale Bindung des Kindes an die Mutter bzw. an die frühe Bezugsperson lebens-, ja sogar überlebensnotwendig ist. Ein kleines Kind ist auf die beständige emotionale Zuwendung gleich bleibender Betreuungspersonen angewiesen.

Diesbezüglich sind kleine Kinder Übertreiber, harmoniesüchtig und kompromisslos obendrein. Wegen ihres unbedingten Angewiesenseins auf ihre vertrauten Personen und mangels der kognitiven Einsicht, die einen übliche innerfamiliäre Spannungen relativieren lässt, reagieren sie, je nach Temperament, oft auf kleine Disharmonien sehr irritiert.

Gut, werden Sie jetzt vielleicht meinen, man verlässt ja das Kind noch nicht, auch wenn man einmal in schlechter Stimmung ist und vielleicht den Nachwuchs samt dem eben nicht treusorgenden Ehegespons dorthin wünscht, wo der Pfeffer wächst. Man ist doch dauernd anwesend, wozu dann die plötzliche Klammerei des Kindes?

Wie gesagt, Kinder sind Fühlwesen und in Liebesdingen grauenhaft kompromisslos. Die bloße Anwesenheit ihrer geliebten Bezugsperson ist ja schön und gut, registriert wird von ihnen aber die emotionale Anwesenheit und Verfügbarkeit. Das kann jeder leicht nachvollziehen; zu gut kennt man Situationen in Liebesbeziehungen, gerade wenn sie langjährig werden, wo man das Gefühl hat, der andere ist bloß physisch anwesend und von der Verbundenheit und Aufmerksamkeit um- und füreinander ist wenig zu spüren. Ähnlich wie Verliebte auf selbst kurzfristiges emotionales Abwesendsein ihres Partners voller Sorge und vielleicht Verlassensangst reagieren, reagiert ein kleines Kind mit ebensolcher gefühlsmäßiger Wucht auf ein *emotionales Abwesendsein* seiner Eltern.

Alle, die neben einem Einjährigen schon versucht haben, länger die Zeitung zu lesen, werden dies exemplarisch erlebt haben. Das Versenken in die neuesten Nachrichten und das eventuell tatsächliche »Verschwinden« hinter einer Großformatzeitung halten kleine Kinder nicht lange aus.

Es ist ein ähnliches Dilemma, das auch Eltern mit kleinen Schreibabys haben; wohl wissend, dass sich Nervosität und Spannungen übertragen, versuchen sie, möglichst ruhig zu sein, damit das Baby nichts merkt. Aber genauso, wie Sie merken, wenn mit Ihrem Partner, Ihrem Freund/Freundin oder einem Familienmitglied etwas nicht stimmt, merkt es Ihr Kind ebenso deutlich.

Aber warum reagieren kleine Kinder so besonders empfindlich auf jede Form der emotionalen Distanzierung, sprich Trennung?

Der berühmte Säuglingsforscher Daniel Stern hat hier in den achtziger Jahren Licht ins Dunkel der Babyseele gebracht. Ein vereinfachtes Beispiel: Stellen Sie sich vor, die menschliche Psyche ist so etwas wie ein Haus. Im Säuglingsalter werden nun langsam

Ziegel für Ziegel gebildet, aneinandergeschichtet und verbunden. Diese Ziegel sind vergleichbar mit den Beziehungserfahrungen, die ein Kind macht. Mit Beziehungserfahrung ist beispielsweise die Erfahrung gemeint, dass jemand kommt und mir hilft, mich zu beruhigen, wenn ich ganz aufgeregt und übermüdet bin. Hier lernt das Baby mit Hilfe seiner Eltern, mit sich und seinen Körperbedürfnissen umzugehen und sie zu meistern.

Und es bekommt ein Gefühl für sich selbst: zuerst für seinen Körper und dessen Grenzen im Gegensatz zu dem der Eltern, indem es beispielsweise im Arm gehalten wird, und dann für seine Gefühle. Hier passiert das Aneinanderreiben auf emotionaler Ebene, also: Was will ich, und was wollen Mama und Papa von mir? So lernt es, dass es jemand eigener und von Mama und Papa verschieden ist. Dies gibt dem Kind eine so genannte **Kernidentität,** die ungeheuer wichtig ist für eine gesunde Psyche.

Zentral also im Erwerb der Kernidentität ist die Beziehungserfahrung mit den Eltern, die, wie im vorigen Beispiel angenommen, die Ziegel bilden für das Haus, das einmal die Persönlichkeit darstellen wird. Sind nun diese Beziehungserfahrungen immer wieder sprunghaft, unberechenbar und wenig einfühlsam, so werden die Ziegel für das Haus auch keine besonders stabile Qualität haben. Eventuell werden sie noch in einem windschiefen Grundriss angeordnet, wenn es auch innerhalb der Interaktionen des Babys wenig Ordnung gab.

Dass ein solches Haus mit brüchigen Ziegeln und einem schiefen Fundament den realen und emotionalen Stürmen des Lebens weniger gut standhalten wird als eines, dessen Ziegel solide Qualität haben und dessen Grundriss symmetrisch angeordnet ist, ist logisch. Nicht umsonst spricht man innerhalb der Psychopathologie von Menschen mit einem brüchigen Ich und einer mangelnden Ich-Stärke.

Und gerade die Notwendigkeit, Ziegel für ihr Haus, sprich

Interaktionserfahrungen für die Entwicklung ihres Ich-Gefühls, zu entwickeln, lässt kleine Kinder ja auch so nach jeder Art von Kontakt gieren.

Hier schließt sich wieder der Kreis zur Trennungsangst und lässt vielleicht besser verstehen, warum kleine Kinder es sich einfach nicht leisten können, auf emotionale Zuwendung zu verzichten. Der Hausbau, sprich ihre seelische Entwicklung, würde stagnieren.

Nicht umsonst ändert sich dieser Aufmerksamkeitshunger von Kindern etwa ab dem Grundschulalter. Rund 6 Jahre alte Kinder können sich meist sehr gut auch längerfristig alleine beschäftigen, ohne dauernd auftanken kommen zu müssen, wie es noch Zweijährige tun. Sie ziehen meist die Gesellschaft von Gleichaltrigen vor und finden es langweilig, nur an den Eltern zu kleben.

Hier nimmt man an, dass die *grundlegende* Persönlichkeitsentwicklung weitgehend abgeschlossen ist. Das Kind hat bereits seine entscheidenden und vor allem prägenden Beziehungserfahrungen gemacht, das Fundament für sein Haus steht fix da. Das bedeutet natürlich nicht, dass nicht noch viele weitere aufbauende Aspekte der Persönlichkeit ein Leben lang gebildet werden. Auf das Fundament durch die Eltern kann man den ersten Stock vielleicht in einem etwas anderen Baustil, sprich einer veränderten Art des Seins, des Miteinander-Umgehens, bauen. Der Grundriss der Persönlichkeit und seiner Interaktionserfahrungen durch diese prägenden, ersten Jahren wird jedoch derselbe bleiben.

Ein kleines Kind erlebt jedoch, wie gesagt, ein Sich-von-ihm-Abwenden als ausgesprochen bedrohlich. Diese alltäglichen Minitrennungen sind für sein noch unreifes Ich besonders schwer zu ertragen, wenn nicht sonst eine ruhige, tragfähige Beziehung zu den Eltern besteht. Wie soll ihm dann die allerschwerste Trennung des Tages, nämlich zur Nacht, gelingen können?

Nun gibt es aber Lebensumstände, die Eltern beim besten

Willen nicht dauernd offen, einfühlsam und zugewandt für ihr Kind sein lassen können. Und diese Umstände kommen, da sie einfach mit zu den Höhen und Tiefen des Lebens gehören, fast in jeder Familie mehr oder weniger ausgeprägt vor.

Diese sind, wie es die nächsten Überschriften zeigen, vor allem familiäre Krisen, Paarprobleme, psychische Probleme von Müttern oder eine generell schwierige Eltern-Kind-Beziehung.

Bevor nun im Folgenden auf diese Punkte eingegangen wird, noch eine Bemerkung zu einem wichtigen Punkt: der Faktor **Persönlichkeit des Kindes**. Schon Babys sind, wie erwähnt, sehr unterschiedlich. So sehen wir Kinder in problematischen sozialen Verhältnissen groß werden, wo allein Dinge wie Hygiene und regelmäßige Versorgung nicht selbstverständlich sind – und sich zufriedenstellend entwickeln. Dann wiederum gibt es Kinder aus guter Mittelschichtsfamilie, in der eine nicht dramatische, vorübergehende Spannung zwischen den Eltern auftaucht – und das Kind kann auf einmal nicht mehr schlafen, wird weinerlich und verweigert das Essen. Es gibt einfach sehr sensible, irritierbare Kinder und ausgesprochen robuste.

Womit klar wird, dass das Ausmaß an psychischer Belastung von Seiten der Familie nicht allein ausschlaggebend für ein Schlafproblem eines kleinen Kindes ist. Die persönliche Vulnerabilität, sprich angeborene Verletzlichkeit oder »Dünnhäutigkeit« eines Menschen ist ein entscheidender Faktor in der Entstehung von psychischen Symptomen.

3.1. Familiäre Krisen

Prinzipiell ist die etwas künstliche Einteilung in familiäre Krisen bei Eltern-Kind-Beziehungsstörungen ein ebensolches Konstrukt wie die Unterteilung in körperliche und seelische Ursachen eines Missbefindens. Wie jede Erkrankung ein Kind immer auch quengeliger und unzufriedener sein lässt, wird sich jede Spannung zwischen den Eltern auch als familiäre Krise manifestieren.

Unter familiärer Krise sind hier im Speziellen außergewöhnliche Belastungen gemeint, die nicht aus einem Beziehungsproblem oder der psychischen Beeinträchtigung eines Elternteils entstehen. Diese Belastungen sind beispielsweise bei Einwandererfamilien die ständige Angst um ihre Aufenthaltsgenehmigung oder die finanzielle Sorge einer Familie bei Langzeitarbeitslosigkeit des Vaters oder die chronische Erkrankung eines Familienmitgliedes.

Hier ist wiederum die Tatsache interessant, dass nicht das objektive Maß an Belastung, also wie hoch beispielsweise die Schulden sind oder wie krank ein Familienmitglied ist, ausschlaggebend für die Gesamtstimmung ist. Wir haben Familien erlebt, die kurz vor der Abschiebung standen und trotzdem eine ruhige Zuversicht ausstrahlten; oder den Fall einer Familie, wo die geliebte Großmutter an Krebs erkrankte und die Eltern des damals 6 Monate alten Babys erstaunlich ruhig und gefasst mit dieser Tatsache lebten. Beide Kinder waren auch nicht wegen Schlafproblemen gekommen, sondern lagen wegen Bronchitis auf unserer Station.

Ein Baby oder Kleinkind kann die Bedrohlichkeit einer Situation ja nur alleine aus der Stimmung seiner Umgebung ablesen. Ihm ist es egal, ob es jetzt wunderschöne, neue Strampelanzüge anhat oder alte, verwaschene. Es könnte, grob gesprochen, in Ihrem Haus eine Bombe einschlagen, wenn Sie dem Kind ruhig und klar vermitteln, es ist alles in Ordnung, wird es sich auch nicht aufregen. Diese emotionale Rückversicherung, das »social referending«, ist eine viel untersuchte, weil verblüffende Tatsache.

Erst die Eltern etikettieren eine Situation als bedrohlich, da das Kind ja noch keine Erfahrung hat. Bekannt wurde der Versuch, wo man eine Glasplatte über einen Tisch legte, die weit über die Tischkante hinausragte. Ein 9 Monate altes Baby wurde auf den Tisch gesetzt und die Mutter lockte es, in Richtung Tischkante zu krabbeln. An der Kante verharrte das Baby, weil es schon einen Sinn für Tiefenwahrnehmung hat, und schaute sozusagen fragend zu seiner Mutter. Als diese bestätigend nickte, krabbelte es ungeachtet der Tiefe unter ihm weiter. Wenn die Mutter im gleichen Fall erschrocken und ängstlich schaute, begann es zu weinen und verharrte.

Wenn es nun wirklich in einer Familie zu einer solchen außergewöhnlichen Belastung kommt, ist es leicht zu raten, sich nicht groß aufzuregen, um das Baby nicht zu verunsichern. All diese Dinge gehören, wie erwähnt, ja zu einem durchschnittlichen Leben dazu, und man kann ein Kind sicher nicht wie unter eine imaginäre Käseglocke setzen, um ihm Ängste zu ersparen – etwas, was sich alle Eltern natürlich für ihr Kind irgendwo wünschen.

Man kann aber anhand solcher Ausnahmesituationen besser verstehen lernen, wie und mit welchen Symptomen die kindliche Seele reagieren kann.

In all den angeführten Beispielen geht es im Grunde wieder um Trennung; Trennung durch Tod, Trennung vom Asylland durch Abschiebung oder Trennung von der vertrauten Wohnung, die vielleicht durch Arbeitslosigkeit nicht mehr finanzierbar ist. Und wo dieses Thema in der Luft schwebt, reagiert natürlich die Hauptangst eines Kindes prompt: die Trennungsangst. Die macht es wiederum so schwer, sich alleine für eine Nacht von den Eltern zu verabschieden.

Aber man kann auf der anderen Seite als Familie und in der Beziehung zum Kind lernen, mit derlei Belastungen umzugehen.

- Hilfreich ist, wenn Sie Ihrem Kind vermitteln, wir sind für dich da – emotional und real, das ist es ja, was von ihm wahrgenommen wird – egal was passiert. Das kann man auch ruhig so aussprechen.

Auch wenn Ihnen das jetzt ganz komisch vorkommt; scheuen Sie sich nicht, selbst mit einem Baby klar anzusprechen, was gerade in ihrer Familie los ist. Es spürt ja sowieso, dass etwas nicht in Ordnung ist. Das kann beispielsweise so aussehen: »Wir machen uns jetzt große Sorgen, weil der Papa noch immer keine Arbeit gefunden hat. Deswegen sind wir manchmal auch so ärgerlich und traurig. Aber wir bleiben alle zusammen, uns kann ja im Grunde nichts passieren und dich haben wir ganz lieb.« Ein kleines Kind versteht selbstverständlich nicht den genauen Inhalt dieser Botschaft, sehr wohl aber den emotionalen, und darauf kommt es ja im Grunde an.

So wird Ihrem Kind klar, das Leben ist eben manchmal schwierig und traurig, das sind Dinge, die man meistern kann und vor allem bedrohen sie nicht die festen Bande zu den Eltern. Diese differenzierte Botschaft lässt es auch besser mit seinen Trennungsängsten umgehen lernen.

Schwieriger wird es, wenn es keinen »Feind«, keine Bedrohung von außen gibt, die in vielen Fällen eine Familie noch stärker zusammenschweißen kann, wenn, überspitzt gesagt, der Feind in den eigenen Reihen ist und die Familie spaltet – wie im Falle von Paarproblemen.

3.2. Paarprobleme

Krisen in Beziehungen sind normal und gerade durch die Geburt eines Kindes durchaus häufig. Es ist ja auch eine gewaltige Umstellung: Jetzt ist man zu zweit gut eingespielt, steht im gegenseitigen Zentrum des Interesses füreinander und hat jede Freiheit sowie das nötige Geld für Freizeitverlustierungen aller Art.

Dann ist auf einmal so ein kleiner Schreiaffe da, der sich gnadenlos und lautstark in den Mittelpunkt und somit auch zwischen seine Eltern drängt. Gut, man hat ihn sich ja gewünscht, aber dass man nun überhaupt keine Zeit mehr füreinander, geschweige denn für sich selbst hat, das kann sich ein junges Elternpaar vorher gar nicht so vorstellen.

Vielmehr stellt man sich so Szenen wie auf dem Cover von Elternzeitschriften vor: Baby liegt im Bett neben der Mama, dahinter der Papa, der die Frau liebevoll im Arm hält, und beide strahlen das Baby an. Das Coverbaby strahlt natürlich auch artig seine Modelleltern an, die weder müde noch übergewichtig aussehen, sondern nur strahlend und strahlend schön. Dahinter ein dezenter Blick auf ein tadellos aufgeräumtes, geschmackvoll eingerichtetes Schlafzimmer. Ja, ja, so ist es eben bei den anderen, so gut haben die es.

Natürlich kann man nichts verallgemeinern, aber gewöhnlich spielt sich in Jungfamilien folgendes für Mann und Frau höchst unterschiedlich verlaufendes, aber ähnlich unangenehmes Stück ab:

Die junge Mutter, völlig ausgelaugt vom Dauerdienst rund ums Baby, giert nach Zuwendung, normalen Gesprächen und konkreter Hilfe. Sie zählt oft die Stunden, bis ihr Mann nach Hause kommt, und jede Verspätung, weil Verlängerung des Alleinebewältigen-Müssens, wird zum Anlass für Kränkung und Wut. Die Zeit bis dahin versüßt noch ein zusehends überquillender Wäschekorb, ein halb leerer Kühlschrank und eine Wohnung, die langsam an die Behausung der »Adams Family« erinnert. So wird auf den Partner in der völlig berechtigten Erwartung nach Anerkennung und Streicheleinheiten gewartet.

Der junge Vater, erschöpft nach einem Arbeitstag mit Überstunden, weil er nun plötzlich auch alleine eine Familie erhalten muss, kommt mit diesem Druck der Verantwortung eigentlich in der Hoffnung nach Hause, dort ein bisschen wohlverdient verwöhnt zu werden. Als pflichtbewusster Mann hat er nebenbei sowieso ein schlechtes Gewissen, weil er sieht, wie sich seine Frau mit dem schwierigen Baby alleine abplagen muss. Also versucht er auf dem Heimweg noch ein paar Lebensmittel mitzubringen und kommt in der berechtigten Erwartung nach Hause, dass dieser Einsatz auch wirklich geschätzt wird.

Sie sehen, gegenseitige Frustrationen sind praktisch vorprogrammiert. Vielleicht erleben Sie das gerade oder haben vielleicht eine ganz ähnliche Zeit schon kennen gelernt.

Dieses Gefühl, vom anderen weder verstanden noch für seine Bemühungen geschätzt zu werden, wenn man bereits sein Bestes gibt, ist einfach enorm frustrierend. Jeder erwartet natürlich, den Druck des Alltags im Nacken, dass er *zuerst* und *ausreichend* mal dran ist, bevor er bereit ist, sich in den anderen hineinzuversetzen. Die Seele ist nun irgendwo auch sehr ökonomisch, was Einzahlungen und Ausgaben betrifft, weil sich keiner leisten kann, innerlich auszubrennen. Hier ist einem das Hemd einfach näher als die Jacke.

Daraus kann sich leicht folgende, nahe liegende Dynamik ergeben: Viele Väter haben das Gefühl, nun völlig out zu sein, weil das einzige Objekt von Liebe und Streicheleinheiten nun das Baby ist. Nach einer gewissen Frist des erfolglosen Werbens und Wartens um die Zuwendung ihrer Frau, die sehr oft als sexuelle verstanden wird, geben sie auf und ziehen sich resigniert zurück.

Viele Mütter fühlen sich von ihrem Partner verlassen und nicht gehalten, weder real noch emotional. Sexuelle Annäherungen empfinden sie in der ersten Zeit als grobes Missverständnis ihrer eigentlichen Bedürfnisse nach Nähe und Zärtlichkeit – auch wenn das vor der Geburt des Kindes noch anders war. Das verwirrt natürlich viele Männer. So ziehen sich die Frauen dann auf ein verfügbarer erscheinendes Liebesobjekt, das Baby zurück, das zur Person wird, zu der Liebe hinfließt und von der auch welche zurückkommt.

Bei dem, den man am liebsten hat, möchte man natürlich auch schlafen. Babys müssen außerdem anfangs noch nächtlich gefüttert werden, der Körperkontakt ist etwas Feines, und so wandert das Kind plötzlich zwischen die Eltern. Unausgesprochen wird ein Stück entstandener Leere zwischen dem Paar real gefüllt.

Ab jetzt kann es schwierig werden: Entweder ein Paar überwindet diese Anfangsfalle und mögliche Krisenzeit und findet wieder zueinander – nicht zuletzt auch durch die Möglichkeit, ohne Kind zwischen ihnen schlafen zu können und zu wollen, oder eine für Kinder und Erwachsene heikle Dauerlösung beginnt sich zu etablieren.

Unter dem, meist mehr oder weniger unbewussten, Vorwand, es braucht nun mal die Nähe, wird es wie ein Keil zwischen Eltern gelegt, die sich im Moment in keiner Weise nahekommen wollen oder können. Erschwerend kommt hinzu, dass Kinder in Spannungssituationen wirklich schlecht schlafen und an den Eltern zu klammern beginnen, gerade weil sie so verhindern wollen, dass etwas Schlimmes passiert. Ein Teufelskreis beginnt. Wie im Falle von Anna:

Anna kam mit 9 Monaten in unsere Ambulanz, weil sie nur im Bett der Eltern schläft und 5- bis 7-mal pro Nacht wach wird. Am Abend geht sie erst gegen 22.00 Uhr mit ihren Eltern schlafen. Ihre beste Schlafzeit ist in den frühen Morgen- und Vormittagsstunden, wo sie auch mal 3 Stunden am Stück schläft. Annas Eltern sind ein, nicht nur optisch, sehr unterschiedliches Paar: Herr B., sportlich durchtrainiert, braun gebrannt, sehr gepflegt und aktiv wirkend, Frau G. deutlich deprimiert, übergewichtig und eher nachlässig gekleidet. Beide saßen mit großem Abstand zueinander auf der Bank und sahen sich an. Diese Unterschiede, allein in der Freizeitgestaltung – Herr B. ist ein eifriger Tennisspieler, der auch im Club sehr aktiv ist –, waren vor der Geburt von Anna noch kein Problem, da das Paar verstand, gegenseitig Rücksicht zu nehmen. Schon in der Schwangerschaft begannen jedoch die Probleme. Frau G. konnte aufgrund von Schwangerschaftsbeschwerden nicht mehr mit in den Club und Herr B. fühlte sich zu Hause eingesperrt bzw. hatte Schuldgefühle, wenn er Tennis spielen ging. Mit der Geburt von Anna verschlechterte sich das Verhältnis weiter. Frau G. hatte die ersten Lebensmonate des Kindes an einer unklaren Durchfallerkrankung zu leiden und war sehr auf die Hilfe ihres Lebensgefährten angewiesen, da ihre Mutter im Ausland lebte und die Schwiegermutter eine kranke Frau war. Dieser hatte als Elektriker einer kleinen Firma Überstunden zu leisten und die Sorge um die Gesundheit seiner Lebensgefährtin sowie Schuldgefühle, weil ihn die Last der Verantwortung sowie die Eifersucht seiner Lebensgefährtin immer mehr von zu Hause wegzogen, machten ihn zunehmend aggressiv und wortkarg. Gegenseitige Vorwürfe über den Zustand der Wohnung, das Ausbleiben von wohlschmeckenden Mahlzeiten und ein Dauergenörgel wegen völliger Lieblosigkeit und Desinteresse an ihrer Person waren an der Tagesordnung. Anna schlief anfangs noch in ihrem Bett im eigenen Zimmer und begann im 4. Monat schleichend erst nur mehr am Arm der Mutter, dann nur mehr in ihrem Bett und im Weiteren erst mit den Eltern ins Bett zu gehen. Ab 5.00 Uhr morgens, als der Vater aufstand, um das Haus zu verlassen, schlief sie bestens. Während des Tages klebte sie an der Mutter, war aber unruhig und wollte nie kuscheln, etwas, das sich Frau G. sehr wünschte. Die Eltern probierten im Alter von 8 Monaten die Ferber-Methode, die bei Anna ein 1,5-stündiges Schreien bewirkte und das Aufwachen auf bis zu 15-mal hochschnellen ließ, sodass die Eltern in der zweiten Nacht aufgaben und Anna wieder zu sich nahmen. Speziell Herr B. war überzeugt, dass Anna eine Krankheit haben müsse und dass ihnen eigentlich nichts helfen könne.

Im Falle von Anna war bereits von Anfang an klar, dass ein deutlich bestehendes Paarproblem der Auslöser von Annas Schlafproblem war. Ganz charakteristisch ist auch der Umstand, dass Kinder, je angespannter die häusliche Situation ist, umso später ins Bett gehen. Es scheint fast, als ob sie ihre Eltern observieren, wie auf der Lauer sind, dass nichts passiert. Dadurch ist für diese auch keinerlei Gelegenheit gegeben, irgendwie zu zweit Zeit zu verbringen, was in Fällen von nachhaltigen Spannungen erwünscht ist.

Es ist unglaublich, wie sensibel Kinder auf Situationen reagieren, die eine gefühlsmäßige Distanzierung bedeuten, selbst wenn es zu keinerlei Szenen zwischen den Eltern kommt. Wie bei Markus:

Markus schlief zwei Jahre seines Lebens problemlos. Die Beziehung der Eltern wurde nachhaltig schlechter, und ohne dass es große Szenen gab, wurde beschlossen, dass der Vater mal probeweise ausziehen wird. Zwei Monate vor dem geplanten Termin begann Markus in der Nacht aufzuwachen und laut weinend nach seinem Vater zu rufen. Als dieser tatsächlich ausgezogen war, stabilisierte sich sein Schlaf binnen weniger Wochen.

Die Moral aus dieser Geschichte ist selbstverständlich nicht, dass bei Paaren in Krisensituationen die Väter ausziehen mögen und schon sei alles gelöst! In diesem Fall schlief Markus besser, da seine Mutter eine sehr ausgeglichene Frau war, die es gut schaffte, die Trennung von ihrem Mann zu verarbeiten und Markus nicht als Ersatzpartner und nächtliches Kuschelobjekt zu verwenden. Das half dem Kind, bald seine Ruhe wiederzufinden. Das Faszinierende an Markus jedoch war, dass er schon etwas wahrnahm und darauf reagierte, was erst in den Gedanken und Gefühlen der Eltern vorhanden war: der Auszug des Vaters.

Die erwähnten Fallgeschichten sind sicher Extrembeispiele und sollen nur wieder den Zusammenhang zwischen kindlichen Trennungsängsten und tatsächlicher emotionaler Distanz zwischen den Eltern verdeutlichen.

Wenn nun zumindest ein Elternteil dem Kind beständig zeigt, dass es immer und jederzeit für es gefühlsmäßig offen und erreichbar ist, kann man die Spannung solcher Krisen im Kind gut reduzieren. Das Problem ist jedoch, dass Menschen in Beziehungskrisen, verständlicherweise, in ihren Gedanken und Gefühlen sehr mit sich selber beschäftigt sind und in so einer Situation für ein Kind innerlich gar nicht dauernd da sein können, auch wenn sie es möchten. So erlebt es die Distanzierung seiner Eltern und dass man sich auch von ihm selber, wohl aus anderen Gründen, zurückzieht. Und das löst massive Verlustängste aus.

Was ist in Krisenzeiten von Beziehungen hilfreich?

- Akzeptieren und verstehen, dass es »normal« ist, dass in dieser Lebensphase Partnerschaftsprobleme auftreten und dass man in solchen Phasen etwas Distanz braucht, allein um bemerken zu können, wie man den anderen auch schätzt, und um sich nachher wieder annähern zu können.
- Prinzipiell gilt: Vermitteln Sie Ihrem Partner *deutlich*, dass Sie ihn schätzen, lieben und brauchen.

Frauen und Männer sind hier aber oft unterschiedlich in dem, was sie als Liebesbeweis verstehen. In diesem Fall ist ein konsequenter Austausch im Gespräch die beste Vorsorge vor Missverständnis und Entfremdung.

Wenn nun eine Beziehung so tief gestört ist, dass keiner der beiden Partner zu Liebes- und Anerkennungsbekundungen mehr bereit ist und die weitere gemeinsame Zukunft ungewiss ist, dann hilft nur Klarheit:

- In diesen Fällen sind getrennte Schlafzimmer einfach der ehrliche Ausdruck einer bereits emotional vollzogenen Trennung. Wichtig ist, dass das Kind jetzt weder bei Vater oder Mutter schläft, sondern sein eigenes Bett/Zimmer behält. So wird es nicht zum Bündnispartner in einer problematischen Ehe und zwischen den Eltern zerrissen.
- Vermitteln Sie Ihrem Kind klar, dass Sie es lieben, dass Sie zwar mit dem Partner ein Problem haben (was es sowieso merkt), aber nicht mit ihm.
- Auch wenn es schwerfällt: Vermeiden Sie *unbedingt*, in Gegen-

wart des Kindes über Ihren Partner zu schimpfen oder abfällig zu sprechen. Sie bringen es damit in einen ungeheuren Konflikt.

Offenheit und Klarheit ist für Kinder deswegen so wichtig, weil sie ganz genau spüren, dass etwas nicht in Ordnung ist. Wenn man ihnen nun entgegengesetzt zu diesem eindeutigen Gefühl vorspielt oder erzählt, alles sei in Ordnung, entsteht eine heillose Verwirrung im Kind. Was soll es nun glauben, das, was es fühlt, oder das, was Mami und Papi sagen?

Für Erwachsene sind Doppelbotschaften schon schwer erträglich, erst recht für ein kleines Kind, das noch nicht die kognitive Fähigkeit hat, sich vor unangenehmen Gefühlen zu schützen. Es entsteht eine ähnliche Gefühlsverwirrung, wie wenn Sie ihm beibringen würden, eine Ohrfeige sei eine feine Belohnung für etwas, was man gut gemacht hat. Später haben solche Kinder dann als Erwachsene Mühe, Gefühlen auch wirklich zu trauen bzw. wundern sich über paradoxe Reaktionen wie unerklärliche Depressionen.
Noch einmal:

- Wie Sie Ihrem Kind einen Hund nie als Kuh verkaufen würden, verkaufen Sie ihm bitte nicht Trauer als Glücklichsein und Wut als Zuneigung. Sie stören damit den gesunden Aufbau der Psyche. Die beliebte Bemerkung »Es ist nichts« verwirrt Kinder genauso wie Erwachsene, wenn sie spüren, dass da sehr wohl was ist.

Wenn Sie mal böse auf Ihr Kind sind, dann zeigen Sie es ihm – in angemessener Form – auch. So begreift es den Zusammenhang mit dem, womit es Sie ärgerte, und dass Sie genauso wütend werden, wie es dies von sich selber ja auch kennt. Und es lernt, dass auf Wut wieder Versöhnung folgt und dieses Gefühl nichts Bedrohliches werden muss.

Auf der kognitiven Ebene ist dies so leicht nachzuvollziehen: Keiner würde einem Kind dauernd Gegenstände als etwas ganz anderes weismachen wollen, weil es dann nur verwirrt wäre und kein einheitliches Begriffssystem lernen könnte. Bei Gefühlen ist dies aber leider sehr üblich und läuft unter dem tradierten und gut gemeinten Rat, das belaste die Kinder. Es belastet und verwirrt ein Kind viel mehr, wenn ihm etwas vorgetäuscht wird, weil es dann zu Unrecht seine Empfindung in Zweifel ziehen muss und im Weiteren in dauerndem Konflikt mit sich selbst liegt.

Damit ist selbstverständlich kein unnötiges, detailgetreues »Outing« Ihrer Probleme oder inhaltliche Darstellung gemeint, warum Sie und Ihr Partner gerade nicht miteinander können. Ein Kind ist kein Freund, dem man dies vielleicht bis in die Einzelheiten erzählt, in diesem Fall wäre es tatsächlich belastet und verwirrt. Die bloße Tatsache, dass es so ist, aber spürt es, und es reicht, diese zu benennen. Größeren Kindern hilft der Vergleich, dass sie ja fallweise auch mit ihren Freunden streiten.

Zusammenfassung:
Kinder sind Fühlwesen, sie registrieren die Stimmungen in ihrer Umgebung genau. Und sie sind real und emotional zu 100 % auf ihre Eltern angewiesen. Normale Spannungen und Konflikte, wie sie in Partnerschaften vorkommen, können in ihnen massive Trennungsängste auslösen. Diese Ängste lassen oft nicht einmal kleine Trennungen tagsüber zu und schon gar nicht die große Trennung für die Nacht. Hier gilt es zu überlegen, inwieweit in Ihrer Familie dieser Aspekt vielleicht mit ein Auslöser für das Schlafproblem Ihres Kindes sein könnte.

Verlustängste können genauso durch das emotionale Verschwinden der benötigten mütterlichen Präsenz entstehen, wenn Frauen durch psychische Probleme völlig in sich gefangen sind. Oder wenn sich, oft unbewusst, Ängste der Mütter auf das Kind übertragen. Warum das Befinden der Mütter für ganz kleine Kinder das entscheidendere als das des Vaters ist, erfahren Sie im folgenden Kapitel.

3.3. Psychische Probleme eines Elternteils

Unter psychischen Problemen wird hier der gesamte Bogen von »alltäglichen«, dem Betreffenden (oder seinem Umfeld) vielleicht schon selber etwas übertrieben erscheinenden, Ängsten bis hin zu diagnostizierten Depressionen verstanden.

Interessanterweise sind es unserer Erfahrung nach primär Ängste der Eltern, die Kinder in ihrem Schlaf viel mehr irritieren dürften als beispielsweise Depressionen. Das ist nachvollziehbar: In der Depression zieht sich ein Mensch zurück. Dies ist für ein Kind im Sinne einer emotionalen Unterversorgung durchaus auch störend, jedoch weit weniger irritierend als das aktive Überflutetwerden mit elterlichen Ängsten. Kinder von Eltern mit schwereren psychischen Erkrankungen zeigen hingegen viel öfter ein totales Rückzugsverhalten wie auch vermehrtes Schlafen und weniger Schlafstörungen.

Wie erwähnt, sind es unserer Erfahrung nach jedoch primär Ängste der Mütter, die für ein kleines Kind schlafstörend sein können. Wir sehen selten Väter, deren Ängste um den Säugling bzw. das Kleinkind sehr ausgeprägt sind oder die Trennungsprobleme mit ihrem Nachwuchs zeigen. Warum ist das so?

Reale und psychische Veränderungen der Frau

Wahrscheinlich gibt es im Leben einer Frau ganz wenige Ereignisse, die eine derartige **reale und psychische Veränderung** nach sich ziehen wie die Geburt des ersten Kindes. Man ändert ein Stück seiner Identität, zuerst war man Frau und dann Mutter (und hoffentlich auch noch immer Frau). Nicht umsonst treten nach einer Geburt häufig psychische Symptome auf, die vom relativ harmlosen »Baby-Blues«, also einer traurigen Verstimmung in den ersten Tagen nach der Niederkunft, bis hin zu einer postpartalen Depression reichen, die bis zum 9. Monat des Kindes dauern kann.

Den »Baby-Blues« kennt fast jede Wöchnerin, eine Phase, in der man einfach sehr empfindlich ist, jedes falsche Wort aus der Umgebung (Kindsvater oder Großmütter sind hier die Personen, von denen vermeintliche Lieblosigkeiten meist am häufigsten schmerzen) oder längere Schreiphasen des Babys enorm irritieren. Ein Wust an Gedanken über die Verantwortung, die auf einen zukommt, und ob man all das überhaupt schaffen wird, befällt viele in dieser Phase. Diese Meinung ist durchaus berechtigt: Zum einen tut der Hormonwechsel sicher das seine zur Instabilität, und zum anderen ist es ja real eine unglaubliche Verantwortung und Lebensveränderung.

In rund 12 % aller Fälle kann sich dieser relativ harmlose und in wenigen Tagen wieder verschwindende »Baby-Blues« in eine postpartale Depression verwandeln. Dies ist eine mehr oder minder schwere Depression, die bis zum 9. Lebensmonat des Kindes dauern kann. Hier brauchen Frauen unbedingt Hilfe, die ihnen aber oft verwehrt wird, einfach weil die Umgebung die Zeichen der Überforderung und Niedergeschlagenheit nicht ernst genug nimmt. Nur wenige von diesen durchschnittlich 12 von 100 Frauen, die betroffen sind, finden dann tatsächlich ärztliche und/

oder psychotherapeutische Hilfe, die in dieser Zeit sehr rasch und effektiv anschlägt. Wie furchtbar diese erste Zeit für Mutter und Baby, die den ganzen Tag miteinander eingesperrt sind, sein kann, ist leicht auszumalen. Parallel werden die jungen Mütter von massiven Schuldgefühlen geplagt, weil sie nicht glücklich sind (was jeder von ihnen, inklusive der berühmten Elternzeitschriften, erwartet) und weil sie das Gefühl haben, ihrem Baby zu wenig zu geben.

Die berühmte Wochenbettpsychose – berühmt deshalb, weil sie im Volksmund oft mit dem »Baby-Blues« verwechselt wird – haben Gott sei Dank nur 2 Promille (2 auf 1000) aller Mütter. Dies ist die schwerste psychische Erkrankung in dieser Zeit, weil es zu einem weitgehenden Realitätsverlust der Frauen kommt. Da dies für die Umgebung ganz offensichtlich und der Alltag auch nicht mehr ohne Gefährdung für Mutter und Kind bewältigbar ist, werden Mütter mit Wochenbettpsychose in den meisten Fällen stationär behandelt, bis es zu einem Abklingen der Erkrankung kommt. Diese wahnhaften Vorstellungen zeigen sich, wie der Name sagt, bereits im Wochenbett, sodass hier die Dunkelziffer weit geringer ist und den Frauen schneller und effektiver geholfen werden kann.

Sie werden sich jetzt vielleicht fragen, wovon es abhängt, ob und welche psychischen Probleme man durch die Geburt des ersten Kindes bekommt. Entscheidet das wie im Lotto ein Zufall, wer jetzt ohne jegliche Stimmungsveränderung die erste Zeit mit dem Baby total genießen oder wen es gar in eine Psychose treiben kann?

Da die Psyche im Grunde durchaus logisch ist, ist es kein Zufall. Wie wir schon beim Faktor Persönlichkeit des Kindes erfahren haben, ist die Vulnerabilität, also die psychische Verletzlichkeit eines Menschen ein entscheidender Faktor in der Entwicklung psychischer Symptome. Diese Verletzlichkeit ist zum einen als Teil des Temperamentes angeboren (wie es eben einfach sensiblere, dünnhäutigere Menschen gibt und daneben sehr robuste, unbeirrbare) und zum anderen Teil durch die frühen Beziehungserfahrungen, die ein Mensch mit seinen Eltern macht, bedingt. Je verletzlicher nun die Grundpersönlichkeit ist und je frustrierender bzw. schädigender die frühen Beziehungserfahrungen mit den eigenen Eltern waren, desto größer die Wahrscheinlichkeit, durch ein so bewegendes Lebensereignis zu erkranken.

Was alle jungen Mütter in der Zeit bewegt, ist die Beziehung zu ihrer eigenen Mutter; die damalige und die derzeitige. Es geht eben einfach um Mutter-Kind-Beziehung, nur eben mit veränderter Besetzung. Jetzt ist man selber die Mutter. Aber alle alten Gefühle und verborgenen Erinnerungen zu dem Thema kommen in dieser Zeit, mehr oder minder bewusst, wieder hoch.

Wenn zur eigenen Mutter kein Kontakt besteht, dann geht es zumindest um den Wunsch nach einer guten Mutterfigur, der man stolz sein Kind zeigen kann und die so etwas wie ein unsichtbares, schützendes Netz um Mutter und Baby spannt. Ganz real ist es einfach fein, wenn man von einer lieben Mutter bekocht und versorgt wird, während man selber genug zu tun hat, den kleinen Wurm zu versorgen.

Umso kränkender und trauriger ist es für viele Frauen, wenn sie schon damals als Kind keine so guten Erfahrungen des Bemuttertwerdens gemacht haben und jetzt, in der ersten Zeit mit ihrem eigenen Baby, diese wieder nicht bekommen. Außerdem sollen sie nun alles richtig machen, ja ein mütterliches Verhalten zeigen, das sie selbst eben nicht intuitiv mit der wortwörtlichen Muttermilch aufsaugen konnten. Viele Frauen kompensieren diesen gefühlsmäßigen Mangel an Sicherheit im Umgang mit dem Baby durch das Verschlingen von unzähligen Elternratgebern bereits in der Schwangerschaft. Alles mit dem Ziel, es bloß nicht so wie die eigene Mutter zu machen und dem eigenen Kind möglichst optimale Bedingungen bieten zu können. Ein Kreislauf an Leistungsdruck, Schuldgefühlen und Unsicherheit kann beginnen, der sich selbstverständlich auf das Baby auswirkt und es zusätzlich irritiert.

Nun ist es vielleicht verständlicher, warum diese erste Zeit mit dem Baby so viel an zum Teil unverständlichen Gefühlen und Ängsten bei Müttern auslösen kann.

Wie das Befinden der Mutter und der kindliche Schlaf zusammenhängen

Kommen wir zum zweiten Aspekt, nämlich dem **Zusammenhang von kindlichem Schlaf und Befinden der Mutter:**

Beim Thema kindlicher Schlaf ist der Einfluss der Mutter der weitaus bedeutendere. Sie ist einfach näher am Kind. Durch sie fließen aber alle anderen Einflüsse der Umgebung sehr wohl mit ein.

Dies wurde aus der Beratung von Hunderten Familien mit Schlafproblemen – und nur für diese gilt diese Aussage – ersichtlich, ist aber sowohl theoretisch ausgeführt als auch in fast jeder Familie praktisch erlebbar. Beim Schlafen oder bei Missbefinden sind in den ersten beiden Lebensjahren die Mütter die Hauptansprechpersonen. So heiß begehrt der Papa während des Tages ist, so sehr sein Heimkommen erfreut begrüßt wird, beim Schlafengehen ist die Mama meist die unangefochtene Nummer eins.

Ob man das jetzt gut findet oder nicht, die Mutter ist (natürlich nur, wenn sie auch Hauptbezugsperson im ersten Lebensjahr ist) einfach die erste Liebesperson, die ein Mensch in seinem Leben hat. Sie ist, zumindest im ersten Lebensjahr, näher am Kind als jede andere Bezugsperson, körperlich und psychisch. Infolgedessen ist die gegenseitige Bindung von Mutter und Kind eine ausgesprochen starke, etwas, worunter Väter nicht selten genug leiden und wovon sie sich ausgeschlossen fühlen.

Diese Tatsache allein finden viele Mütter ja durchaus begrüßenswert, ja sie genießen auf der einen Seite auch diesen wunderbaren Sonderstatus der Unersetzbarkeit und erfüllten Liebe zu ihrem Kind. Speziell dann, wenn es vielleicht die erste wirklich erfüllende Liebe ihres Lebens ist. Auf der anderen Seite belastet diese Ausschließlichkeit der kindlichen Abhängigkeit, speziell zu nachtschlafender Zeit, diese Liebesgefühle stark.

Die Konstellation, dass das erste Kind zur ersten großen und erfüllten Liebe im Leben einer Frau wird, sehen wir häufig bei Schlafproblemen. Im Sinne einer damals unbefriedigenden Beziehung zu den eigenen Eltern ist dies auch durchaus nachvollziehbar. Mütter gehen in der gelungenen und engen Beziehung zu ihrem **Stillkind** voll auf – und da soll man sich dann trennen können. Nicht umsonst fällt ja der Auftritt von Schlafproblemen wirklich in die Zeit der ersten Selbstständigkeitbestrebungen des Kindes ab dem 6. Monat. Es wird zugefüttert und interessiert sich mittlerweile weit mehr für seine Umgebung als ausschließlich für die Mama. Wie Raphael:

Raphael kam im Alter von 10 Monaten zu uns. Er schläft, in seinem Gitterbett neben dem Elternbett, nur an der Brust ein und wacht in der Nacht bis zu 5-mal auf. Das Ganze geht seit dem 6. Monat so. Nur als Frau W. beruflich einmal drei Tage am Abend beschäftigt war und erst in der Nacht nach Hause kam, schlief Raphael, vom Vater ins Bett gebracht, durch. Dies schilderte die Mutter als großes Trauma, das sie dem Kind angetan hätte, weil sie ihn einfach abends nicht hinlegen konnte. Raphael verlangt tagsüber keine Brust mehr.

Trotz der Vereinbarung kam Frau W. ohne ihren Mann und war ganz überrascht, als ich sie nach dem Grund fragte. Dies sei Sache zwischen Raphael und ihr. Schnell erzählt sie von der schlechten Beziehung zu ihrer Mutter, die sie bis heute kränkt. Zum Vater, der, als sie 4 Jahre alt war, die Familie verließ, besteht kein Kontakt, zum Stiefvater kein besonders guter. Sichtlich glücklich erzählt sie von der Schwangerschaft mit Raphael und den ersten Monaten, die sie als die beglückendsten in ihrem Leben empfand. Sie las unzählige Ratgeber, um sich gut auf ihr Kind vorzubereiten. Noch nie habe sie eine derartige Liebe verspürt und bekommen. Der einzige Wermutstropfen war ihr Kinderarzt, der ihr in den ersten drei Monaten das Dauerstillen verbat, da Raphael an Blähungen litt. Sie genießt das abendliche Stillen mit Raphael, das dieser jedoch immer mehr mit Wegdrehen und Herumschauen stört. Dass Raphael immer aktiver und selbstständiger wird, freut sie zum einen, macht sie aber auch traurig, da die Babyzeit für sie so besonders beglückend war. Im Gespräch wird Frau W. schnell deutlich, wie große Probleme sie damit hat, dass ihr Mann für Raphael auch wichtig werden und dass sie diese exklusive Beziehung verlieren könnte. Sie weiß, dass an der Brust einzuschlafen bei Raphael das Durchschlafen, das er in ihrer Abwesenheit ja kann, verhindert, kann sich aber nicht vorstellen, ihr Kind in der Nacht von ihrem Mann betreuen zu lassen, weil sie Raphael auf keinen Fall weinen hören möchte.

Frau W. ist ein ganz typisches Beispiel für eine Mutter, die in der Beziehung zu ihrem Kind endlich ein positives Erlebnis zum Thema Mutter–Kind hat. Gerade wenn man zur eigenen Mutter kein gutes Verhältnis hat, bleibt diese Sehnsucht unerfüllt, aber lebendig. Nun wird mit dem Baby endlich das Glück des Sich-eins-Fühlens gefunden, und dann soll man es schon wieder hergeben.

Sie werden nun meinen, alles schön und gut, aber in der Nacht durchschlafen heißt ja noch nicht Trennung. Vielleicht mag dies auf den ersten Blick unlogisch erscheinen. Im konkreten Fall von Raphael bestand dieses Trennen oder Hergeben bereits in der Tatsache, ihn mit 10 Monaten beim Einschlafen und in der Nacht nicht mehr zu stillen. Dafür wäre es wesentlich einfacher, wenn der Papa sowohl das Hinlegen als auch das nächtliche Beruhigen übernehmen würde, da er einfach nicht nach Milch riecht. *Diese* Art der Trennung von Raphael fiel Frau W. aber so schwer, nicht dass sie in der Nacht sein Weinen hörte.

Raphaels Geschichte ist fast prototypisch für die Grundproblematik von enger Mutter-Kind-Beziehung, langsamer Wegentwicklung des Kindes aus der vermeintlichen Babysymbiose und einem Schlafproblem. Und sie lässt sich gut lösen, wie im dritten Teil ausgeführt wird.

Zusammenfassung:
Psychische Probleme der Eltern im Zusammenhang mit kindlichen Schlafstörungen hängen meist mit Ängsten der Mütter zusammen, da die Mutter-Kind-Beziehung zumindest im 1. Lebensjahr die engere ist und sich so Gefühle stärker übertragen können. Hier sind es primär Trennungsängste das Kind betreffend. Diese Trennungsprobleme können harmlose Formen haben, wie das Baby von niemand anderem beaufsichtigen lassen, nicht abstillen wollen oder den Vater nicht aktiv beim Schlafenlegen und nächtlichen Beruhigen des Kindes mit einzubeziehen. Babys tragen ihren Teil dazu bei, dass sie sich in Gegenwart der Mutter tatsächlich nur von ihr beruhigen oder niederlegen lassen, es jedoch in Abwesenheit von ihr auch gut mit dem Vater oder der Oma klappt.
Überlegen Sie sich, inwieweit es Ihnen schwerfällt, Ihr Kind im weitesten Sinne loszulassen – inwieweit das Abstillen schwierig war oder ist oder wie gut Sie und Ihr Kind Trennungen voneinander aushalten.

3.4. Schwierige Eltern-Kind-Beziehung

Unter schwieriger Eltern-Kind-Beziehung wird hier ein gröberes Missverständnis zwischen den Bedürfnissen der Eltern und denen ihres Kindes verstanden. Man kann das mit jeder schwierigen Beziehungsform, die einem sonst im Leben begegnet, durchaus vergleichen. Irgendwie trifft man sich nicht, Bemühungen und Engagement verpuffen meinst im Leeren, es gibt wenig Resonanz, kurz gesagt: Unzufriedenheit auf mindestens einer Seite.

Hinsichtlich der Eltern-Kind-Beziehung ist es meist, vereinfacht gesagt, ein Zuviel oder ein Zuwenig an für das Kind förderlichen Kontaktangeboten. Und das Zuviel ist mindestens ebenso ein Problem wie das Zuwenig. Zuwenig an Zuwendung ist jedem einleuchtend. Das Zuviel hingegen ist etwas schwieriger zu verstehen, auch wenn es verwunderlich klingen mag, dass es überhaupt ein Zuviel an Liebe geben kann.

Von Zuviel kann man dann sprechen, wenn das Liebesbedürfnis des Kindes überschätzt wird bzw. die Art und Weise, wie man ihm Liebe zeigt, nicht mehr seinen tatsächlichen, sich in den ersten beiden Lebensjahren rasch ändernden Bedürfnissen entspricht.

Lea und ihre Mutter sind dafür ein gutes Beispiel:

Frau C. kam mit Lea, als diese 11 Monate war, in unsere Ambulanz. Mit Lea gebe es Schlaf-, Schrei- und Fütterungsprobleme seit dem 7. Monat. Da sei sie plötzlich erwachsen geworden, meint die Mutter. Vorher war sie ein Bilderbuchbaby, mit dem es nie Probleme gegeben hat. Jetzt verweigert sie die Flasche, will nur mehr selber essen, bekommt zornige Schreiattacken, wenn sie etwas nicht bekommt, und wacht mehrmals in der Nacht auf. Lea steht fast während des gesamten Gesprächs bei der Spielzeugkiste und schaut kaum ihre Mutter noch mich an. Sie spielt beharrlich konzentriert. Frau C. sitzt neben ihr, immer einen Arm in Leas Nähe, falls diese umfallen sollte. Alle paar Minuten will Frau C. Lea auf ihren Schoß holen, und immer wieder strampelt sich Lea sofort frei, um weiterzuspielen.
Frau C. ist Alleinerziehend, mit dem Kindesvater, mit dem nur eine kurze Beziehung bestand, gibt es keinen Kontakt. Sie sieht Lea als ihr Kind an. Beruflich arbeitet sie als Altenpflegerin, weil sie sich gerne um Menschen kümmert. Umso

trauriger ist es für sie, dass Lea sich nicht gerne bekümmern lässt und all ihre Liebe und Bemühungen ablehnt. Freunde hat sie eher wenige und mit jenen keinen intensiven Kontakt, da sie ganz für Lea da sein möchte. Einzig zu einer alten Nachbarin, die sozusagen eine »Leihomi« ist, gibt es intensiven Kontakt. Frau C. kennt ihre Mutter nicht, da sie in einem Säuglingsheim und weiter im Kinderheim aufgewachsen ist. Früher litt sie an Angstzuständen, hat einen Medikamentenentzug hinter sich, lebt aber die letzten Jahre stabil. Sie wollte immer schon Kinder, ihre Beziehungen waren aber alle nur kurz, sodass sich nie eine Schwangerschaft ergeben hatte. Die Ablehnung ihres Kindes kränkt sie und ist für sie unverständlich, vor allem, weil der Anfang mit Lea so schön war.

Es wird in diesem Fall sehr deutlich, wo das Problem zwischen Mutter und Kind liegt. Frau C. kann aufgrund ihrer eigenen unerfüllten Liebesbedürfnisse nur schwer verstehen, dass Lea gegen Ende des 1. Lebensjahres nicht mehr nur das kleine Kuschelbaby sein möchte. Sie möchte wie jedes Kind dieses Alters alleine seine Fähigkeiten ausprobieren: ausprobieren, wie toll Stehen und nicht dauernd auf dem Schoß der Mutter Sitzen ist, wie lustig das Alleine-Essen von Kartoffelstücken statt des passiven Saugens der Flasche ist und wie befriedigender das erfolgreiche Alleine-Öffnen einer Dose ist, als wenn einem alles aus der Hand genommen und geöffnet wiedergegeben wird.

So entwickelte sich ein Teufelskreis: Lea kämpfte immer mehr um ihre Autonomie, bis sie wirklich ein auffallendes Kontaktvermeiden mit der Mutter zeigte, und Frau C. bemühte sich immer mehr um Leas Aufmerksamkeit. Frau C.s Aussage, sie möge Lea »am liebsten fressen«, empfand das Kind scheinbar wörtlich und so rettete sie sich in eine Pseudoautonomie, die ungewöhnlich war für ein 11 Monate altes Kind.

Ein ebensolches für beide Seiten frustrierendes Verfehlen in der Beziehungsgestaltung erlebten auch Frau A. und Johanna.

Die Familie A. kam mit der 15 Monate alten Johanna, weil Johanna in der Nacht bis zu 2 Stunden wach war und schrie. Sie schlief problemlos in ihrem Zimmer ein und ließ sich in der Nacht nur von der Mutter beruhigen, wenn diese auch bei ihr im Zimmer blieb. Tagsüber war sie weinerlich und anklammernd, wollte dauernd mit der Mutter spielen oder hochgenommen werden. Kaum im Arm, machte sich das Kind auch schon wieder frei, ein Verhalten, das Frau A. maßlos ärgert. In den Nächten kann Frau A. Johanna eigentlich durch nichts beruhigen, da Johanna dauernd andere Signale setzt. Sie steht weinend im Gitterbett; wird sie von der Mutter herausgenommen, stößt sie sich nach wenigen Sekunden von ihr weg und schreit weiter. Legt man sie zurück ins Bett, beginnt das Ganze von vorne. Johanna soll ein furchtbares Schreibaby gewesen sein, das oft erbrach und das man stundenlang herumtragen musste. Stillen klappte nicht. Sie hat einen 10-jährigen Bruder, den Frau A. aus erster Ehe mitbrachte.
Frau A. ist sichtlich aufgebracht in ihrer Erzählung von den mühsamen Tagen und Nächten mit Johanna und spricht von ihr als »dem Kind«. Ihr Mann sitzt still daneben. Er macht sich primär Sorgen um seine Frau, die selber schon Schlafstörungen hat. Johanna, ein ganz feines und dünnhäutig wirkendes, zartes Mädchen, geht still im Zimmer hin und her und spielt ebenso still alleine. Nur ab und zu wirft sie einen ernsten Blick zu ihrer Mutter oder zu mir. Das ärgert Frau A. doppelt, da sie meint, zu Hause gibt es ein solches Alleinespielen nie, da hängt »das Kind« dauernd an ihr und will, wie gesagt, kaum bei ihr auf dem Arm, sofort wieder runter. Als Johanna dem Vater ein Spieltelefon bringt und mit ihm damit zu spielen beginnt, schaut Frau A. die beiden missbilligend an. Sie fragt, ob es bei uns die Gelegenheit gibt, »das Kind« auch ein paar Tage unterbringen zu können, da sie den Schlafmangel und das erfolglose nächtliche Beruhigen von Johanna nicht mehr erträgt. Sie selbst wollte nicht unbedingt ein zweites Kind, da es mit ihrem heute 10-jährigen Sohn auch nicht leicht war in der ersten Zeit. Sie meint offenherzig von sich selber, dass sie nicht so eine Glucken- und Babymutter ist. Ihr Mann war derjenige, der den Kinderwunsch forcierte. Frau A. fühlt sich betrogen, da sie einen sehr guten Job aufgegeben hat für ein Kind, das sie in seiner widersprüchlichen Art nicht verstehen kann.

Johanna und Lea haben eines gemeinsam: Bei beiden Kindern wird die Art ihrer Beziehungsbedürfnisse nicht richtig verstanden. Konnte Frau C. sich prima auf die Bedürfnisse eines kleinen

Babys nach viel körperlicher Nähe und Bemutterung einstellen, schaffte dies Frau A. schlecht, da ihr der Umgang mit kleinen Babys weniger liegt. Hier bekam Lea noch genug, wo für Johanna bereits zu wenig da war. Dies zeigte sie auch in ihren Schreiattacken, wo die Mutter es nicht schaffte, sich auf dieses sensible Kind beruhigend einzustellen.

Lea, aus dieser ersten Zeit noch »satt«, möchte nun in Ruhe ihre Fähigkeiten ausprobieren und die Welt entdecken, was ihre Mutter als Ablehnung ihrer Person begreift. Johanna hat noch so ein Defizit an dieser Nähe, dass sie den nächsten Entwicklungsschritt nicht machen kann. Sie klammert, als ob sie damit versuchen möchte, mehr aus ihrer Mutter herauszuholen. Das bewirkt bei Frau A. genau das Gleiche, was das Klammern von Frau C. bei Lea auslöste: Flucht und Vermeidungsverhalten.

Warum, werden Sie sich jetzt vielleicht fragen, will dann Johanna dauernd wieder von ihrer Mutter weg, kaum nimmt diese sie in den Arm?

Wie erwähnt, spüren Kinder genau, wie man innerlich zu ihnen steht. Johanna sehnt sich zwar nach der Nähe ihrer Mutter, spürt aber, wenn sie dann auf ihrem Arm ist, ganz genau, dass Frau A. alles andere als kuscheln möchte – und schon gar nicht um 3 Uhr morgens. So entsteht dieses ambivalente Verhalten von Nähe-Suchen und Gleich-wieder-Wegwollen, wenn man spürt, dass gefühlsmäßige Ablehnung im Vordergrund ist. Jeder Erwachsene kann das leicht nachempfinden. Sie würden auch genau spüren, wenn Ihr Partner Sie nur mehr oder minder gezwungenermaßen in den Arm nimmt, aber innerlich über alle Berge oder vielleicht sogar noch aggressiv ist.

Dieses ambivalente Verhalten ist jedoch von der ganz normalen Ambivalenz des Kleinkindes deutlich zu unterscheiden!

Jedes Kleinkind hat Phasen, wo es schnell mal auftanken kommt und dann gleich wieder weiterspielen möchte. Sie erkennen diese Art der Ambivalenz deutlich, wenn das Kind, nach dem kurzen Kuschelkontakt, zufrieden sich wieder seinen Dingen widmet.

Schwieriger ist die Unterscheidung bei einem zornigen, müden oder kranken Kleinkind. Da kann es immer wieder zu diesem Hin und Her kommen; bei der Mama ist es nichts, aber am Boden ist es auch nicht recht. So wird weiter geweint oder gequengelt. Wie im Falle von Johanna sehen wir aber ein Kind, mit dem irgendetwas – wenn auch nur temporär – nicht stimmt und das sich deswegen so ambivalent verhält.

Zusammenfassung:
Eine schwierige Eltern-Kind-Beziehung liegt dann vor, wenn es zu einer beständigen Bedürfnisfrustration und Beziehungsverfehlung auf beiden Seiten kommt, die beim Kind zu einem Symptom wie Schlafstörungen führen können. Die häufigsten Verfehlungen entstehen, wenn sich die Nähe-und-Distanz-Bedürfnisse von Müttern und Kindern nicht decken. So gibt es Konstellationen, wo viel Körperkontakt entweder mehr das Bedürfnis des Kindes und Freiraum für Selbstständigkeit mehr das Bedürfnis der Mutter ist, aber ebenso häufig auch umgekehrt. Ein Muster aus Kontaktvermeidung, unklaren und ambivalenten Signalen und gegenseitiger Frustration entsteht. Beim Kind zeigt sich oft ein nächtliches, zum Teil stundenlanges Weinen, das nicht beruhigbar ist.
Überlegen Sie, inwieweit Ihre Nähe-und-Distanz-Bedürfnisse andere sind als die Ihres Kindes. Wo treffen Sie sich mit Ihrem Kind zu gelungenen Interaktionen und wo gibt es häufig ein wechselseitiges Verfehlen im

Beziehungsangebot, d. h., dass Sie Kontakt initiieren und Ihr Kind nicht darauf einsteigt oder Ihr Kind um Sie wirbt und Sie es übersehen könnten. Beobachten Sie also in vielfältigen, ganz alltäglichen Situationen, ob es Momente gibt, wo Sie Kontakt initiieren – z. B. ein bestimmtes Schmusespiel beim Wickeln mit ihm spielen möchten und es aber endlich vom Wickeltisch möchte – oder wo Ihr Kind Ihre Nähe sucht und Sie es nicht bemerken, z. B. indem es Ihnen fünfmal hintereinander eine neue Zeichnung zeigen möchte, wenn Sie gerade an einer Arbeit sind. Denn diese vielen kleinen und großen Momente der Verfehlungen tragen maßgeblich dazu bei, wie intakt und stabil die Beziehung zu ihm ist. Und nicht zuletzt das ist ein maßgeblicher Gradmesser für ein gutes Sich-trennen-Können für eine Nacht und einen Nachtschlaf.

III.

WAS LÖST EIN SCHLAFPROBLEM?

Philip, Melanie, Lukas, Lena, Johanna, Lea usw., alle Kinder, die uns im Laufe dieses Buches begegnet sind und die alle aus ganz unterschiedlichen Gründen nicht schlafen konnten, versammeln sich nun wieder. Sie und ihre Eltern haben inzwischen eine Lösung und ruhige Nächte gefunden. Aber, so fragen Sie, wie kann denn nun eine gemeinsame Lösung für all diese unterschiedlichen Kinder mit ihren unterschiedlichen Eltern und Geschichten ausschauen?

Schauen wir uns anhand folgender Grafik noch einmal an, auf welchen Wegen man in ein Schlafproblem geraten kann. Nur so ist auch nachvollziehbar, auf welchem Weg man wieder herausfindet.

SCHLAFPROBLEM UND PERSÖNLICHKEIT DES KINDES

Körperliche Auslöser	**Altersunpassende Einschlafhilfen**	**Seelische Auslöser**
Entwicklungssprünge Erkrankungen	Einschlafen mit Trinken Herumtragen bestimmte Rituale	familiäre Probleme Paarprobleme psychische Probleme eines Elternteils schwierige Eltern-Kind-Beziehung

Wie erwähnt, ist es in den meisten Fällen eine Kombination von sich gegenseitig aufschaukelnden Ursachen, die Familien in schlaflose Nächte geraten lässt, sodass sich oft gar nicht mehr sagen lässt, was denn nun der Hauptgrund ist. Und alle diese Faktoren treffen auf unser schlafloses Kind, dessen Persönlichkeit ein wichtiger zusätzlicher Faktor bei der Entstehung eines Schlafproblems ist.

So wird es auch umso schwieriger zu entscheiden, wo man denn als Erstes ansetzen soll. Im ersten Schritt geht es darum, die einzelnen Zutaten des Schlaflosigkeitscocktails herauszufinden und zu gewichten. Jedes Schlafproblem hat sozusagen unterschiedliche »Baustellen«, an denen aber parallel gearbeitet werden muss.

Entsprechend dem Auslöser kann die erste »Baustelle« z. B. eine altersunpassende Einschlafhilfe sein wie beim 13 Monate alten Kind, das noch immer beim Trinken einschläft. Oder ein körperlicher Auslöser, wie eine überwundene Erkrankung, war Beginn des Schlafproblems.

Die dritte »Baustelle«, ein seelischer Auslöser, mischt sich als dezentes Gewürz in jeden Schlaflosigkeitscocktail, nämlich dann, wenn die Nerven aller Beteiligten verständlicherweise nach Wochen gestörter Nächte ramponiert sind. Oder eine momentane Krise des Elternpaares, die die familiäre Situation belastet, entpuppt sich als Hauptzutat des Cocktails.

Die Lösung dieses Problems gelingt nur auf zwei grundlegenden Wegen und mit Methoden, die nur parallel angewandt auch wirklich langfristig zu (Schlaf-)Erfolg und einer gelungenen Eltern-Kind-Beziehung führen. Diese für alle Auslöser von Schlafproblemen, jedoch in unterschiedlichem Ausmaß, geltenden Methoden arbeiten auf der Handlungsebene und daneben auf der emotionalen Beziehungsebene zwischen Eltern und Kind.

Mit **Handlungsebene** ist gemeint, was Sie ganz konkret an Schritten tun können, also welches Verhalten sinnvoll ist, um das Schlafproblem zu lösen.

Mit **emotionaler Beziehungsebene** ist gemeint, was Sie

Ihrem Kind innerhalb der Lösung am Schlafproblem *gefühlsmäßig vermitteln.*

Beide Aspekte sind gleichwertig außerordentlich wichtig und vor allem ineinander verwoben:

Es hat keinen Sinn, bloß ein Verhaltensprogramm mit Ihrem Kind durchzuziehen, wenn Sie innerlich nicht davon überzeugt sind oder wenn die Ursache des Schlafproblems eigentlich auf der Beziehungsebene zwischen Ihnen und Ihrem Kind liegt. Ebenso ist es sinnlos, sich allein Gedanken über Art und Weise der Beziehung zu Ihrem Kind oder zu Ihrem Partner zu machen und nicht auch real schrittweise etwas zu verändern.

Ein kindliches Schlafproblem löst man somit erstens durch das Verständnis der Beziehung zwischen Eltern und Kind (emotionale Ebene; Trennungsängste) und zweitens durch die Förderung der kindlichen Selbstregulationskompetenz (Handlungsebene).

Und es wurde schon beschrieben, dass im Säuglings- und Kleinkindalter **Sich-trennen-Können** eine dieser Hauptleistungen von Selbstregulationskompetenz ist.

Hier wird jedoch bereits die Schwierigkeit einer künstlichen Trennung in Handlungsebene und emotionale Ebene deutlich. Sich-trennen-Können ist sowohl eine Fähigkeit, die man durch das Üben von immer wieder erfolgtem Verabschieden und Wiederkommen erwerben kann (und die jedes Kind auch so erwirbt), aber daneben auch Ausdruck einer gelungenen Eltern-Kind-Beziehung.

Beginnen wir mit der Handlungsebene, da Schwierigkeiten in der Eltern-Kind-Beziehung auf diesem Hintergrund deutlicher werden. Nämlich dann, wenn alle Ratschläge nicht klappen. Außerdem ist in den meisten Fällen dieser Faktor der entscheidende zur Lösung.

1. FÖRDERUNG DER KINDLICHEN SELBSTREGULATIONSKOMPETENZ

Unter Selbstregulationskompetenz wird die Fähigkeit des Kindes verstanden, mit seinen inneren Spannungen, Wünschen, Bedürfnissen und Impulsen zurechtzukommen. Ausdruck einer gelungenen Selbstregulationskompetenz wäre beispielsweise die Fähigkeit, sich alleine beschäftigen zu können, warten zu können, Frustrationen wie Verbote etc. zu ertragen und nicht zuletzt alleine einschlafen zu können. Das Kind kann all diese Impulse, wie der Name sagt, *weitgehend* selbst regulieren, sprich damit fertig werden. Das Ausmaß an Selbstregulationskompetenz hängt selbstverständlich immer vom jeweiligen Alter des Kindes ab.

Sie werden zu Recht meinen, dass dies ja eine sehr schwierige Aufgabe für ein kleines Kind ist, selbst mit seinen inneren Spannungen umgehen zu lernen, um sich auch weitgehend selbst zu beruhigen. Richtig. Selbstregulationskompetenz ist ein zentrales Entwicklungsthema im gesamten menschlichen Leben. Es geht grundsätzlich auch nicht darum, *völlig* alleine mit allen inneren Spannungen und äußeren Frustrationen fertig zu werden, aber zunehmend kleinere Unpässlichkeiten zu ertragen und bei größeren Konflikten nicht völlig aus der Bahn zu geraten.

Für einen Erwachsenen würde das beispielsweise bedeuten, den Frust eines Arbeitstages nicht an Ort und Stelle beim Chef auszulassen, sondern warten zu können, bis man es zu Hause dem Partner erzählen kann. Das ist einem Erwachsenen durchaus zuzumuten.

Für ein nicht hungriges und ausgeschlafenes 4 Monate altes

Kind würde das bedeuten, neben der Mama in der Wippe ruhig auch mal fünf Minuten zu quengeln, bis diese fertig gekocht hat. Das ist einem 4 Monate alten Kind durchaus schon zuzumuten.

Hingegen wird ein Erwachsener, wenn er beispielsweise erfährt, dass sein Partner ins Spital gebracht wurde, *sofort* mit jemandem darüber reden oder sofort dorthin fahren wollen. Das ist ein Grad an innerer Aufregung, den man nicht mehr völlig alleine bewältigen oder lange aufschieben kann. Es wäre auch eine unzumutbare Forderung.

Ebenso wie ein Kind nahezu jeden Alters, wenn es sich – nehmen wir an – den Kopf anschlägt, *sofort* Trost braucht und in den Arm genommen werden will. Hier gilt dasselbe: Der Grad an innerer Aufregung (hier: Schmerz) übersteigt die Fähigkeit, damit alleine fertig zu werden. Dies wäre auch für ein Kind eine unzumutbare Forderung, die seine altersentsprechende Selbstregulationskompetenz weit überfordern würde.

Warum ist es für Kinder so wichtig, diese Fähigkeit zu erlernen?

Zentral für einen ausgeglichenen, glücklichen Menschen ist das Vermögen, ein Gleichgewicht zwischen sowohl inneren Spannungen – die durch alle möglichen Wünsche, Impulse, Aggressionen u. Ä. entstehen – als auch äußeren Einflüssen – wie Frustrationen, Anforderungen und Verlockungen – halten zu können.

Das Bewältigen dieses heiklen Gleichgewichts ist, wie gesagt, eine Lebensaufgabe, die von zwei Dingen maßgeblich abhängt: der inneren Stärke und dem Druck, der von außen kommt.

Der Bereich innere Stärke enthält wiederum zwei Faktoren: meine **Tagesverfassung** und meine **Persönlichkeit.**

- Für ein kleines Kind wie für einen Erwachsenen gilt hier dasselbe: Geht es mir gut, bin ich ausgeschlafen und guter Laune, dann wird beispielsweise der grantige Partner oder das dauernde Misslingen des Turmaufbaus leichter weggesteckt. Man wendet sich einfach anderen Dingen zu.
- Der Faktor **Persönlichkeit** setzt sich sowohl aus meinem Grundtemperament als auch meinen Beziehungserfahrungen und meiner Fähigkeit zur Selbstregulation, sprich meiner Fähigkeit, mit mir selber klarzukommen, zusammen.

So gibt es Kinder, die von Beginn an eine sehr stabile, wenig irritierbare Persönlichkeit haben. Solche Kinder finden mit schlafwandlerischer Sicherheit einen Rhythmus als kleine Babys und haben auch mit dem Abschaltenkönnen fürs Einschlafen keine größeren Probleme. Sie sind früh in der Lage, ihre inneren Impulse und äußeren Reize verarbeiten zu können. Diese Kinder gehören beispielsweise auch zu der Gruppe, die problemlos bis ins Kindergartenalter mit einer Einschlafhilfe, wie der Milchflasche, einschlafen können – und trotzdem in der Nacht, wenn sie aufwachen, einfach alleine ein- und weiterschlafen. Sind ihre Beziehungserfahrungen mit den Eltern grundsätzlich positiv, so steht einem Heranwachsen zu einem stabilen Erwachsenen kaum mehr etwas im Weg. Solche Menschen werden im Weiteren auch mit den üblichen Hochs und Tiefs des Lebens gut umgehen können.

Die überwiegende Zahl aller Kinder sind jedoch mehr oder minder darauf angewiesen, dass man sie im Erwerb dieser Fähigkeit, mit sich selber klarzukommen, aktiv unterstützt. Gerade dann, wenn es sich um besonders sensible oder irritierbare Kinder handelt.

Welche Aspekte von Selbstregulationskompetenz sind nun bei Schlafproblemen wichtig?

Hier sind es vor allem zwei Faktoren, wo man Kinder unterstützen muss. Das eine ist die schwierige Aufgabe, sich von den Eltern am Abend trennen zu können, und das andere ist, so weit alle Außen- und Innenreize von selber abschalten zu können, um einzuschlafen.

Wie Sie Ihrem Kind bei diesen beiden Aufgaben helfen können, erfahren Sie in den nächsten Kapiteln.

1.1. Das Spiel vom Trennen und Wiedervereinen

Etwa um den 8. Monat beginnen Babys ihre Vorliebe für ein Spiel zu entwickeln, das den Menschen sein ganzes Leben lang begleitet: das Spiel von Trennung und Wiedervereinigung. Ein Baby dieses Alters weiß natürlich noch nicht, dass es mit seinem »Guckuck-Versteckspiel« – wenn ihm blitzartig ein Tuch wieder vom Kopf gezogen wird – bereits die ersten Vorstadien für diese schwierige Übung bewältigt. Ein erstes, am Anfang nur sekundenkurzes, freiwillig-spielerisches Getrenntsein von den Eltern wird so aktiv ausprobiert. Gerade dieses aktive Selberbestimmen, wann die Mama verschwindet, ist für Kinder viel leichter, als wenn sie passiv und unvorbereitet vor vollendete Tatsachen gestellt werden. Wir Erwachsene würden dies auch nicht mögen. Und dann kommt das Beglückende der Wiedervereinigung: Nach dieser Minitrennung erlebt das Kind die Freude des Wiedersehens und des gegenseitigen Anstrahlens.

Es ist die Zeit des so genannten »Fremdelns«, wo ein Kind erstmals ganz genau zwischen Menschen, zu denen es eine intensive, unverwechselbare Beziehung hat, und Fremden unterscheidet. In dieser Phase kann es sogar der Oma passieren, die vielleicht drei Wochen ihr Enkel nicht gesehen hat, dass ihr freudiges Begrüßen auf gekränktes Weinen stößt. Wehe erst einem wirklich Fremden, der dem Baby zu nahe kommt! Aus ist es mit der freundlichen Gelassenheit, wenn man von allerlei vielleicht Mama oder Papa vertrauten(!) Menschen einfach so auf den Arm genommen wird.

Dieses scheinbar unfreundliche Verhalten eines ehemals so kontaktfreudigen Babys ist Zeichen einer hohen sozialen Kompetenz. Es hat jetzt erstmals ein inneres Bild – die so genannte Objektkonstanz – von seinen Eltern und ist sich der Einzigartigkeit der Beziehung zu ihnen bewusst. Würden Sie sich vielleicht von fremden Menschen oder flüchtigen Bekannten einfach in die Arme nehmen lassen wollen? Und vielleicht noch abküssen?

Aber wie das im Leben so ist mit großen Lieben, ist die Angst vor dem Verlust derselben die Schattenseite des Glücks. Und unserem Baby geht's da nicht viel anders. Bei ihm ist diese Not noch ein wenig drückender, da es ja nicht nur psychisch, sondern auch ganz real von seinen Eltern abhängig ist. Zusätzlich verfügt es noch nicht über die notwendige intellektuelle Kompetenz, sich selbst zu sagen, dass Mama und Papa gleich wieder da sind. Das muss es immer wieder erleben sowie von den Eltern hören und üben, um eine sichere Gewissheit, das so genannte Urvertrauen, zu bekommen.

Parallel erhält es ab dem 8. Monat auch selber ganz aktiv die Möglichkeit, sich auch räumlich wegzubewegen, vorerst durch robben oder krabbeln. Und das begehrliche Greifen nach dem Löffel statt des langweiligen Gefüttertwerdens nimmt, selten zur Freude des Fütternden, immer mehr zu. Wieder eine Art Minitrennung, wenn es etwas selber machen kann und nicht mehr hundertprozentig auf andere angewiesen ist. Ganz zu schweigen von den stetig steigenden Meinungsverschiedenheiten allein um das Thema, wie man etwa Tomatensauce noch anderweitig als zum Essen verwenden kann. Aus ist es mit der vermeintlichen Symbiose; mein Wille gegen den deinen ist nun ein vorherrschendes Thema. In diese Zeit fällt auch das langsame Abstillen, was eine Art von Abschied ist. Und diese Trennungen sind nie nur einseitig; für manche Mütter scheint das langsame Selbstständigerwerden des Babys viel schwieriger zu sein als für ihr Kind.

Das Interessante ist, dass es ja die Kinder sind, die damit beginnen, sich wegzuentwickeln, denn die stärkste Kraft im Menschen ist das Streben nach Autonomie; etwas, was speziell Müttern, die die »Babysymbiose« sehr genossen haben, schwer zu schaffen macht. Wie das 8 Monate alte Kind beginnt, selber essen zu wollen, möchte das 2-Jährige unbedingt alleine seine Jacke ausziehen. Kinder werden sehr wütend, schränkt man ihre Autonomiebestrebungen ein. Und das ist im Wesen des Menschen sehr vernünftig angelegt. Denn wie sollte man leben können, wenn man es nicht gelernt hat, allein mit Frustrationen, Ängsten oder Anforderungen fertig zu werden, ohne ununterbrochen jemanden bei sich zu haben? Menschen, die diese Selbstregulationskompetenz nie erlernt haben, versuchen beispielsweise ihre Abhängigkeit mit Anklammerung an ihren Partner/Eltern oder einer Form von Suchtverhalten im Gleichgewicht zu halten.

An dieser Stelle möchte ich einen Vater zitieren, für den es unmöglich schien, seinen 10 Monate alten Sohn aus dem Elternbett zu legen. Nachdem wir, ähnlich wie hier, über Selbstregulationskompetenz und Trennung gesprochen haben, meinte er: »Und Wohnungsschlüssel soll ich ihm auch schon nachmachen lassen.«

Für manche Eltern ist es schwer, das Ausmaß und den Mittelweg zwischen Förderung der kindlichen Fähigkeit, mit sich selber klarzukommen, und völlig altersunpassender Überforderung zu sehen. Doch dazwischen liegen doch Welten. Nur weil es in gewissen Bereichen Trennendes gibt, wie z. B. einen eigenen

Schlafplatz, gibt es doch genauso noch die innige Gemeinsamkeit, wenn man dann morgens wieder beieinander kuschelt.

Kommen wir zum Thema Schlafen zurück:

Wie man einem Säugling ab dem 8. Monat – denn erst dann wird das Thema Trennung besonders brisant – und einem Kleinkind grundsätzlich am besten in den Schlaf hilft, konnten Sie im ersten Kapitel des zweiten Teils nachlesen.

An dieser Stelle soll es aber um die Kinder gehen, bei denen die üblichen Schlafrituale nicht fruchten, weil sie sich eben innerlich nicht zum Einschlafen von den Eltern verabschieden können.

Bevor wir nun zu ganz konkreten Handlungsschritten kommen, ein paar Fragen, die Sie besser ermessen lassen, inwieweit Trennung ein schwergewichtiger Faktor in Ihrem Fall ist:

1) Kann Ihr Kind sich tagsüber (in Anwesenheit von jemandem) alleine beschäftigen?

Wenn ja, freuen Sie sich. Das ist ein Zeichen, dass es prinzipiell gut mit sich zurechtkommen kann.

2) War das Zufüttern ein Problem?

Wenn nein, zeigt es seine Neugier, etwas Neues auszuprobieren, sprich Veränderungen zu tolerieren.

3) War das Abstillen ein Problem?

Wenn nein, zeigt es seine (und Ihre!) Fähigkeit, einen neuen Entwicklungsschritt zu machen.

4) Neigt es zu häufigem Erbrechen (hier ist nicht Spucken gemeint)?

Erbrechen, speziell in Stresssituationen, kann Ausdruck einer nicht bewältigten Spannung sein, die Ihr Kind sensibel reagieren lässt.

5) Gab es bereits Trennungen von der Mutter, die gut verlaufen sind (gemeint ist, dass auch andere Bezugspersonen alleine mit dem Kind waren)?

Wenn ja, zeigt es die Fähigkeit Ihres Kindes, sich guten Vertrauens von der Mutter zu verabschieden.

6) *Wird es auch regelmäßig von anderen Menschen außer der Mutter betreut?*

Wenn ja, kennt es das prinzipielle Spiel von Trennung und Wiedervereinigung und wird so in der Nacht weniger Probleme damit haben. (Eine Ausnahme kann jedoch der Wiedereinstieg ins Berufsleben der Mutter sein.)

Grundsätzlich empfiehlt sich:

- Je schwerer der Aspekt eines Trennungsproblems überwiegt, desto dringender sollte man beginnen, tagsüber daran zu arbeiten.
- Die Einschlaf- und Nachtsituation ist dann das Letzte, was man verändert.

Für manche/n Leser/in (hier sind es erfahrungsgemäß eher Väter), die schon ganz willig in den Startlöchern zur Veränderung stehen, mag diese Zeitverzögerung jetzt unnötig erscheinen. Doch statt eines Aufschubs ist die Beschäftigung tagsüber und nicht nur abends vielmehr das solide Fundament für ein tragfähiges Gebäude, das wir gemeinsam schaffen wollen, nämlich dass Ihr Kind dauerhaft gut ein- und durchschlafen kann.

Ist Trennung ein wichtiger Aspekt, zieht er sich durch den gesamten Alltag durch; und das Unvermögen, abends ohne Eltern einzuschlafen und sie in der Nacht immer zu brauchen, ist ein konkreter Ausdruck dieses Problems. Dort zu beginnen, wo es dem Kind am allerschwersten fällt, wo es den größten Widerstand hat, ist es wenig sinnvoll und treibt es nur noch mehr in die Verweigerung von allem, was mit Schlafengehen zu tun hat.

Anhand zweier Kinder mit Schlafproblemen, einem leichten und einem schweren Fall, werden wir uns nun exemplarisch durch die einzelnen Lösungsschritte durcharbeiten. Wie Sie sehen werden, sind sowohl Auslöser als auch Lösungsweg durchaus unterschiedlich und von unterschiedlich langer Dauer. Beide betreffen jedoch die Handlungsebene, also die Förderung der kindlichen Selbstregulationskompetenz, ebenso wie die emotionale Ebene, also die Eltern-Kind-Beziehung.

Erinnern Sie sich an Melanie?

Melanie war, neben Philip, das erste Kind, das wir zu Beginn des Buches mit einem hartnäckigen und vor allem vielfältigen Schlafproblem kennenlernten, dessen Auflösung an dieser Stelle versprochen wurde.

Zur Erinnerung: Die 14 Monate alte Melanie schläft an der Brust der Mutter mit ihr im Ehebett ein, wacht einmal auf und schläft mittels Gestilltwerden wieder ein. Das Einschlafen dauert bis zu 2 Stunden. Der Vater schläft schon lange im Kinderzimmer. Als Melanie 10 Monate alt war, probierte die Familie die Ferber-Methode, die erfolglos verlief. Vor 2 Monaten begann Melanie zunehmend, feste Nahrung zu verweigern, und will dafür viele Male am Tag gestillt werden. Sie klammert tagsüber dauernd an ihrer Mutter, will ununterbrochen beschäftigt werden und ist quengelig. Kaum nimmt die Mutter sie in den Arm, will sie wieder weg. Schon als Baby zeigte Melanie Probleme beim Trinken, schrie häufig an der Brust und erbrach. Bei der Großmutter schläft Melanie problemlos ein und durch. Wie in der ausführlicheren Fallgeschichte schon erwähnt, war für Melanies Mutter die gesamte Schwangerschaft und erste Zeit mit dem Baby enttäuschend, da sie sich das Leben mit ihrer Wunschtochter viel erfüllender vorgestellt hat. Von ihrem Mann fühlt sie sich in ihrer jetzigen Lebenssituation nicht verstanden.

Betrachten wir diese Geschichte nun daraufhin, welche Faktoren mitspielen, dass Melanie nicht schlafen kann. Der aufmerksame Leser wird diesen Fall, speziell nach Lektüre der vorangegangenen Kapitel, wahrscheinlich schon im Kopf analysiert haben.

Inwieweit ist der **erste Punkt,** ein Entwicklungssprung oder eine Erkrankung, ausschlaggebend? In Melanies Fall sehen wir, dass das Schlafproblem, vermischt mit einem Schreiproblem, von

Anfang an bestand. Also können wir diesen Aspekt vernachlässigen.

Zweiter Punkt: Inwieweit braucht Melanie eine Einschlafhilfe, die sie in ihrem Alter eigentlich nicht mehr bräuchte? Dieser Punkt ist eindeutig mit Ja zu beantworten. Melanie schläft mit 13 Monaten nur an der Brust ein und in der Nacht auch nur so weiter.

Dritter Punkt: Inwieweit spielen psychische Faktoren eine Rolle? Denken wir zuerst an Trennungsprobleme zwischen Eltern und Kind und denken im Weiteren an die 6 Fragen von Seite 149 f. zu diesem Thema. Hier finden wir eine Menge.

1) Melanie kann sich nicht alleine beschäftigen.
2) Das Zufüttern klappte nur bedingt, seit 2 Monaten verweigert sie überhaupt zunehmend feste Nahrung.
3) Abgestillt ist sie noch nicht.
4) Melanie neigt häufig und von Beginn an zu Erbrechen und schrie als Baby oft während des Gestilltwerdens.
5) Melanie lässt sich zwar in Gegenwart der Mutter nicht vom Vater betreuen, es klappt aber gut zwischen den beiden, wenn sie alleine sind und beispielsweise spazieren gehen.
6) Da sie ab und zu bei der Großmutter schläft, und dort sogar außergewöhnlich gut, kann sie prinzipiell mit Trennungen von der Mutter gut umgehen.

Wenn wir uns noch zusätzlich die für Frau M. enttäuschende Beziehung zu Melanie anschauen, finden wir einen weiteren psychischen Aspekt, nämlich eine schwierige Eltern-Kind-Beziehung. Zusätzlich gibt es in dieser Familie ein Paarproblem.

Nun wird offensichtlich, wie verwoben alleine die beiden Hauptfaktoren, altersunpassende Einschlafhilfe und seelische Auslöser, ineinander sind. Und es wird deutlich, wie wenig eine bloße Verhaltenskorrektur, die ausschließlich an die Einschlaf- und Nachtsituation gebunden ist, bringen kann.

Was haben wir nun in Melanies Fall getan?

Wir versuchten ihre Selbstregulationskompetenz und Fähigkeit, den nächsten Entwicklungsschritt zu machen, zu fördern. Die zu verändernden Bereiche waren: alleine beschäftigen, warten können, wenn die Mutter etwas anderes macht, feste Nahrung essen statt gestillt zu werden, Trennungen üben, indem der Papa viel mit Melanie unternimmt, manchmal auswärts bei der Oma übernachten und bewusstes Verabschieden, wenn man sich trennt.

Alle Punkte, die mit der Schlafsituation zu tun haben, wie Nicht-gestillt-Werden, eigenes Bett, alleine einschlafen etc., beließen wir fürs Erste einmal so, wie sie sind.

Mit den Eltern wurde besprochen, in welchem Bereich sie sich vorstellen können, dass wir beginnen. Dieser Aspekt ist sehr wichtig, da jede Familie in ganz unterschiedlichen Bereichen zu Veränderungen bereit ist. Und nur, wenn es Ihnen *wirklich* ein echtes Anliegen ist, werden Sie es auch entsprechend klar Ihrem Kind vermitteln können.

Frau M. wollte als **ersten Schritt,** dass Melanie akzeptiert, dass sie in Ruhe essen möchte, ohne von dem Kind immer wieder weggerufen oder gestört zu werden. Das ging ihr schon seit Melanies Geburt sehr auf die Nerven und verstärkte ihr Gefühl, nur ausgesaugt zu werden. Hier könnte Melanie üben, etwas warten zu lernen und gleichzeitig ein gewisses Maß an Respekt vor den Grenzen ihrer Mutter kennenzulernen. Wie soll sie denn auch wissen, wie wenig Frau M. es leiden kann, beim Essen gestört zu werden, wenn man es ihr nicht bestimmt (d. h. nicht aggressiv!) vermittelt? Und wütend wurde Frau M. schon öfter, ohne dass sich an Melanies Gequengel irgendetwas verändert hätte.

Wir vereinbarten, dass Frau M. Melanie freundlich, aber bestimmt hinweist, dass sie jetzt ein bisschen warten muss, bis die Mutter fertig gegessen hat. Sie kann sich aber gerne dazusetzen und kosten.

Dieser Schritt klappte sofort, da Frau M. sehr erleichtert war, Melanie überhaupt Grenzen setzen zu dürfen. Das hob ihre Laune beträchtlich, und so konnte sie wirklich ruhig und freundlich ihrem Kind vermitteln, dass sie jetzt gerne fertig essen möchte. Melanie spielte nun in dieser Zeit entweder zu den Füßen der Mutter oder naschte mit.

Im **zweiten Schritt,** der parallel lief, entschloss sich die Familie, dass Herr M. nun jeden Samstagvormittag mit Melanie »ausgehen« wird. So kann Frau M. mal ausschlafen oder mal in Ruhe die Wohnung für sich haben (was sie in dem Fall – vorerst ! – lieber zum Saubermachen nützen wollte. Im Weiteren entschloss sich die Familie zur Anstellung einer Reinigungsfrau, sodass Frau M. diesen Samstagvormittag wirklich frei für sich hatte). Das Mittagessen brachten dann Herr M. und Melanie mit. Am schwersten fiel Frau M. die Tatsache, dass Herr M. etwas zu essen kaufen wollte. So überließen wir es ihr, zu entscheiden, wann sie kochen wollte und wann nicht. Melanie fiel überhaupt nichts schwer, sie und ihr Papa gingen meist miteinander ins Kaffeehaus und nachher spazieren oder was besorgen. Im Kaffeehaus vertilgte sie auch voller Genuss Buttersemmeln mit Kakao.

Zu diesem Schritt des realen Übens von Verabschieden und Wiedervereinen gehörte auch das Übernachten bei der Oma, was nun alle zwei Wochen einmal stattfand. Melanie weinte bei der Verabschiedung von der Mutter, beruhigte sich aber rasch. An den Tagen mit den Großeltern konnte sie sich gut alleine beschäftigen und ein Essensproblem gab es dort sowieso nie.

Der **dritte Schritt** sah regelmäßige Essens- und Stillzeiten für Melanie vor. Ganz abstillen wollte Frau M. noch nicht. Da Melanie aber bei ihr eine so schlechte Esserin war, wurde durch das dauernde Gestilltwerden oder das Nagen an einem Keks ihr Hunger-satt-Rhythmus verwirrt. So war sie nie richtig hungrig, aber auch nie richtig satt. Wir vereinbarten, dass Melanie zuerst immer altersgerechte Nahrung – und hier möglichst das, was die Eltern auch essen – angeboten wird und es die Brust nur mehr als »Nachtisch« gibt. Außerdem besprachen wir, dass Melanie viel lieber in Gesellschaft isst, als alleine von der Mutter mit breiiger Gläschenkost abgefüttert zu werden. So aßen tagsüber Mutter und Kind gemeinsam oder besuchten auch mal Freunde, wo Melanie im gemeinsamen Spiel mit anderen Kindern die Mutter auch gar nicht vermisste. Sonst war der Vater mit am gemeinsamen Tisch. Das Erbrechen legte sich, bis auf wenige Ausnahmen, völlig.

Dieser Schritt war von großem Erfolg. Melanie wollte oft gar nicht mehr die Brust und brauchte sie zunehmend nur mehr zum Einschlafen und in der Früh. Anfangs fiel es Frau M. schwer, ihr wirklich nur zu bestimmten Essenszeiten etwas zu geben, in der Sorge, sie bekomme zu wenig. Da Melanie aber rasch mit Appetit speziell das »Erwachsenenessen«, das sie auch selber essen konnte (wie Nudeln etc.), zu schätzen begann, legte sich Frau M.s Sorge.

Als **vierten Schritt** wollte die Familie das Thema Sich-alleine-Beschäftigen und Wutgeschrei bei Verweigerung angehen. Dies war ein bisschen komplizierter. In Gegenwart der Mutter war Melanie nicht länger als 5 Minuten bereit, alleine zu spielen. Frau M. wusste auch nicht, wie sie eine Verhaltensänderung bewirken sollte. Generell kristallisierte sich heraus, dass Melanies Probleme mit Schlafen, Essen oder alleine zu spielen fast ausschließlich im Zusammensein mit ihrer Mutter auftraten.

Auch an die theoretisch nächsten Schritte, die langsam die Einschlaf- und Nachtsituation betreffen, war nicht zu denken.

Wir ließen unsere Bemühungen auf dieser Ebene ruhen. Frau M. schien es unmöglich, dass Melanie in einem eigenen Bett neben ihr schlafen könnte, um nicht zuletzt dem Vater wieder Platz zu machen. Dinge wie Platzmangel im Elternbett oder die Angst vor den Protestschreien des Kindes schienen sich wie gewaltige Hürden aufzubauen und die Lösung des Schlafproblems in weite Ferne rücken.

Hier zeigt sich bereits eine nicht einfache Mutter-Kind-Beziehung einerseits und ein Paarproblem andererseits. Wir blieben an diesen beiden Aspekten hängen, die ein weiteres *Tun* im Sinne von Handeln unmöglich machten. Jeder weitere Schritt, wie Melanie ins eigene Bett zu legen, wäre mit Sicherheit gescheitert, weil es sich die Eltern nicht vorstellen konnten. So musste auch die Ferber-Methode, die die Familie mit der 10 Monate alten Melanie ausprobierte, scheitern.

An dieser Stelle werden wir Melanie und ihre Familie wieder verlassen, aber es gibt ein Wiedersehen und eine Auflösung dieses komplizierten Schlafproblems im zweiten Kapitel, wo es speziell um die Beziehung zwischen Eltern und Kind geht.

Kommen wir zurück zu unserem zweiten Kind, zu Philip. Kurz zur Erinnerung (für alle, die die genaue Geschichte und Hintergründe der Familie K. interessiert oder die sie schon wieder vergessen haben, siehe S. 20 f.):

Philip kam mit 8 Monaten zu uns. Er schläft im Arm des Vaters mit ein paar Schlucken Tee ein. Dann wird er in sein Gitterbett gelegt. In der Nacht wacht er bis zu 15-mal auf und schläft schnell wieder in Vaters Arm und mit über die Nacht verteilten 0,3 Litern Tee weiter. Das Ganze begann schlagartig ab dem 6. Monat. Mit Philip gab es vorher nie Probleme, auch sonst in keinem Lebensbereich. Er kann sich alleine beschäftigen, akzeptiert Trennungen von der Mutter, ist genauso gerne mit seinem Vater unterwegs. Philip ist ein fleißiger Esser, der sich gerne zufüttern ließ und jetzt aber selber essen möchte, was nur geht. Er wird noch in der

Früh gestillt. Seine Eltern wirken harmonisch und zufrieden und finden das Problem nicht so arg, nur Philips 7-jährige Schwester fühlt sich durch sein dauerndes Aufwachen im gemeinschaftlichen Wohnschlafzimmer der Familie gestört.

Also, wie weit ist der **erste Punkt,** ein Entwicklungssprung oder eine Erkrankung, ausschlaggebend? In Philips Fall sehen wir, dass sein Schlafproblem mit dem 6. Monat begann. Das ist ein klassischer Auslöser bei Schlafproblemen und in diesem Fall wichtiger Erklärungsfaktor.

Zweiter Punkt: Inwieweit braucht Philip eine Einschlafhilfe, die er in seinem Alter eigentlich nicht mehr bräuchte? Dieser Punkt ist ebenso wie bei Melanie eindeutig mit Ja zu beantworten. Philip schläft nur im Arm des Vaters, während er Tee trinkt, ein. Genauso schläft er in der Nacht, wenn er aufwacht, auch wieder weiter. Da Philip oft gar nicht in eine Tiefschlafphase kommt (was ca. 20 Minuten dauert), steigert sich das In-den-Schlaf-Helfen auf bis zu 15-mal pro Nacht.

Dritter Punkt: Wie weit spielen psychische Faktoren eine Rolle? Denken wir zuerst an Trennungsprobleme zwischen Eltern und Kind und denken im weiteren an die 6 Fragen zu diesem Thema.

1) Philip kann sich gut alleine beschäftigen.
2) Das Zufüttern klappte sehr gut, er liebt feste Nahrung und isst am liebsten selber.
3) Philip wird noch in der Früh gestillt.
4) Philip erbrach nie in auffälliger Form.
5) Er kann prinzipiell mit Trennungen von der Mutter gut umgehen.
6) Philip wird viel von seinem Vater (er arbeitet im Schichtdienst) betreut.

Wir sehen, dass alle diese Knackpunkte bei Philip nie wirklich ein Problem waren.

Dieses Kind hat somit eine sehr gute Selbstregulationskompetenz. Er kann die Veränderungen neuer Entwicklungsschritte nicht nur gut verarbeiten, sondern sogar begrüßen, wie sein großes Interesse am Zufüttern zeigt. Dass er nur mehr in der Früh wirklich gestillt werden möchte, zeigt ebenso die Tendenz, sich langsam von der »Säuglingszeit« verabschieden zu können.

Er ist so weit ausgeglichen, dass er länger alleine spielen kann, hier aber mit Vorliebe Zeitungen als sein Kinderspielzeug bearbeitet. Von seiner Mutter kann er sich gut verabschieden, wenn er mit dem Papa unterwegs ist.

Da diese Familie als Paar harmonisch wirkt und Frau K. weder ein auffallendes Problem hat, sich von Philip zu trennen und ihn vom Vater betreuen zu lassen, noch ein spezielles Problem mit ihrem Mann hat, können wir den Faktor »seelische Auslöser« vernachlässigen. So bleibt im Falle von Philip nur der Punkt, mit dem alle Kinder, die Schlafprobleme haben, sich auseinander setzen müssen: Sie alle müssen früher oder später lernen, alleine einzuschlafen.

1.2. Alleine einschlafen üben

Für alle Leser, die erst an dieser Stelle einsteigen, zumindest dieser Hinweis: Bevor Sie sich voller Elan dem Projekt »alleine einschlafen üben« zuwenden, werfen Sie einen kurzen Blick ins vorige Kapitel, wie es mit Ihrer und der Fähigkeit Ihres Kindes, sich voneinander zu trennen, steht. Ist dies alles für Sie kein Problem, so wie bei Philip, kann es nun losgehen.

Warum ist es so wichtig, dass ein Kind, das Schlafprobleme hat (und nur für die gilt diese Regel im Besonderen), alleine und ohne die berühmten Einschlafhilfen wie Trinken, Herumtragen oder sonstige Gewohnheiten, für die es die Eltern braucht, einschläft? Alles, was ein Kind alleine macht, um einzuschlafen – wie sich mit einer Windel herumzudrehen, im Bett herumzurobben, plappern, quengeln, Haare drehen, Wischbewegungen am Leintuch etc. –, ist eine begrüßenswerte Selbstregulationskompetenz im Abschalten-Können. Zum Thema Schnuller ja oder nein kommen wir später.

Wenn ein Kind mit Einschlafhilfe einschläft, so verbindet es den Moment des Übergleitens vom Wach- in den Schlafzustand mit Trinken, Gewiegtwerden etc. Immer wenn es in der Nacht zwischen den einzelnen Schlafphasen wieder aufwacht, wird es genau diese Einschlafhilfe zum Weiterschlafen brauchen. Deswegen ist es so wichtig, dass es dieses Hinübergleiten in den Schlaf wirklich ganz alleine schafft.

Was haben wir nun mit Philip, unserem Paradefall, gemacht?

- Trennung von Trinken und Einschlafen
  Philip bekam zum Einschlafen und in der Nacht keine (auch noch so dünne) Teeflasche mehr. Falls die Eltern das Gefühl hatten, er sei durstig, boten sie ihm Wasser an. Philips Durst verschwand sofort.
- Trennung von Im-Arm-Wiegen und Einschlafen
  Hierzu wurde der wirklich müde (das ist wichtig!) Philip am Abend von der Mutter in sein Bett gebracht. Sie setzte sich noch neben ihn, streichelte ihm über den Kopf, während Philip an seinem Schnuller nuckelte. Sie sagte ihm, dass Mama und Papa für ihn da sind, aber dass er jetzt lernen müsse, alleine einzuschlafen. Er schlafe dann besser und Mama und Papa auch. So haben sie dann tagsüber alle mehr Nerven und Freude aneinander.

Und jetzt gibt es **zwei Varianten:**
Entweder entscheiden sich die Eltern nun, nach einem Gute-Nacht-Kuss das Kind gleich alleine einschlafen zu lassen (mit dem Risiko des Protestweinens), oder man entfernt sich in einem tagelangen Prozess langsam immer mehr vom Kind, bis es das Alleine-Einschlafen schafft. Beide Varianten werden im Folgenden beschrieben.

Variante 1 – Raus- und Reingehen

Diese Variante wurde unter dem Begriff »Ferber-Methode« bekannt. Sie wurde nicht zuletzt durch das Buch *Jedes Kind kann schlafen lernen* berühmt, aber auch berüchtigt. Grundsätzlich funktioniert dieses Schlafprogramm bei Kindern zwischen 6 und 12 Monaten hervorragend – wenn das Schlafproblem *ausschließlich* mit dem Auslöser der Einschlafhilfen zu tun hat. Aus Erfahrung von Hunderten Familien mit Schlafproblemen und solchen, die mit der Ferber-Methode gescheitert sind, ist offensichtlich, dass bei Kindern, deren Schlafproblem beispielsweise bei einem *seelischen Auslöser* liegt, eine Intervention, die auf der *Handlungsebene* alleine liegt, nicht helfen kann.

Da aber bei Philip keinerlei andere Auslöser im Vordergrund waren als das Problem der Einschlafhilfen, entschlossen sich seine Eltern für diese Variante.

Die Ferber-Methode kann Endpunkt einer gelungenen Eltern-Kind-Schlafberatung sein, aber in den seltensten Fällen Ausgangspunkt. Sie ist eine Methode, die man sich vorher gut überlegt, gemeinsam bespricht und dann anwendet, nicht bloß ausprobiert. Das würde Ihr Kind unnötig verunsichern.

Wie geht man dabei vor?

Unser Kind liegt bereits im Bett und hat gehört, dass man da ist, aber dass es jetzt einschlafen wird. Dieses Verabschiedungsritual kann so lange dauern, wie Sie das Bedürfnis danach haben. Dann stehen Sie auf und verlassen das Zimmer. Ihr Kind wird sich zu Recht fragen, ob Sie noch »alle Tassen im Schrank haben« und es nicht mehr wie gewohnt einwiegen – und es wird diese Frage bzw. diesen Protest auch lauthals zum Ausdruck bringen.

Sie gehen nach etwa 3 Minuten hinein, legen es wieder nieder, beruhigen es mit denselben Worten wie vorhin (aber ohne es aus dem Bett zu nehmen) und gehen wieder aus dem Zimmer.

Das Weinen wird weitergehen, und Sie gehen erneut nach etwa 3 Minuten wieder zu Ihrem Kind und beruhigen es auf die gleiche Weise. Gehen Sie nur hinein, wenn Ihr Kind *anhaltend* weint. Sobald es quengelt oder das Weinen abnimmt, lassen Sie ihm die Gelegenheit, sich selber zu beruhigen. In der Nacht verfahren Sie genauso. Falls das Weinen länger als eine Stunde dauert, brechen Sie bitte ab. Ein wirklich müdes Kind, dessen einziger Grund zu weinen eine veränderte Einschlafgewohnheit ist, weint nicht eine Stunde lang. In dem Fall klappt entweder mit der Vermittlung der emotionalen Botschaft etwas nicht (sprich aus irgendeinem Grund gab es doch noch viel Doppeldeutigkeit in der Botschaft des Erwachsenen) oder im Kind liegen Spannungen vor, die es so nicht bewältigen kann. Sollte dies der Fall sein, wenden Sie sich eventuell an eine Beratungsstelle, die mit Säuglingen und Kleinkindern arbeitet.

Das Entscheidende bei dieser Variante ist, dass Sie Ihrem Kind völlig ruhig, freundlich und sicher vermitteln, dass Sie ganz genau wissen, was Sie tun. Denn wenn Sie ängstlich, verzweifelt, wütend, hilflos etc. sind, wird es genau diese Gefühle wahrnehmen und deswegen so weinen.

So fängt das Kind zwei Signale auf: Einmal wird eine Gewohnheit geändert (das ist an für sich schon ärgerlich genug) und dann signalisiert Mama oder Papa noch Verwirrung, Unsicherheit oder Wut. *Das* lässt ein Kind dann so ausrasten.

Stellen Sie sich vor, Sie würden eine Bergtour machen und Sie merken, dass sich Ihr Führer total unsicher ist, wie und wo Sie jetzt gehen sollen. Sie würden sich zu Recht fürchten. Ihrem Kind geht es ähnlich.

Das Zentrale an der Ferber-Methode ist die emotionale Botschaft, die Sie Ihrem Kind vermitteln. Und die muss lauten: »Alles in Ordnung, ich bin für dich da, aber jetzt wird geschlafen.«

Nur diesem Zweck dient das wiederholte Hingehen zu Ihrem Kind, nämlich ihm diese Sicherheit zu vermitteln. Darum ist es auch wichtig, dass, falls Sie sich für diese Variante entscheiden, es derjenige Elternteil macht, der sich auch wirklich vorstellen kann, diese Botschaft so zu vermitteln. Und das ist erfahrungsgemäß in den allermeisten Fällen der **Vater,** weil die Bindung anders und nicht so eng verwoben ist. Bei Kindern, die in der Nacht noch die Brust bekommen, ist es außerdem fast ein Ding der Unmöglichkeit und für das Kind eigentlich unnötig quälend, dass die stillende Mutter das Baby beruhigt, die nach Brust riecht und ihm diese nicht gibt.

Falls Sie sich diese Variante vorstellen können und keine sonstigen Auslöser vorliegen, dann ist die Chance sehr gut, dass Sie bereits in der ersten Nacht durchschlafen können. Erfahrungsgemäß ist, je nach Temperament des Kindes, das Schlafproblem eines Kindes bis zu einem Jahr in etwa 3–4 Tagen gelöst. Bei älteren Kindern dauert es etwa eine Woche. Am 3. Tag kann es, wenn man es mit der Familie nicht vorbespricht, einen Rückfall geben, der aber nur deswegen entsteht, weil die Eltern gar nicht fassen können, dass der Spuk so schnell vorbei sein soll. Diese Ungläubigkeit vermitteln sie dann ihrem Kind, das prompt darauf reagiert.

Am einfachsten funktioniert die Kombination von eigenem

Zimmer und dem Vater, der das Kind zu Bett bringt. Im eigenen Zimmer hat ein Kind scheinbar weniger störende Außenreize. Und es findet in der Nacht, wenn es aufwacht, die gleichen Bedingungen wieder, die es auch hatte, als es alleine einschlief.

Wichtig ist, dass der Elternteil, der sich entschließt, diese Variante anzuwenden, für etwa 10 bis 14 Tage derselbe bleibt. Erst dann ist das neue Schlafmuster Ihres Kindes wirklich stabil, sodass auch ein Ortswechsel oder ein anderer »Zubettbringer« kein Problem darstellt. Abwechselnd zum Kind ins Zimmer zu gehen bewährt sich wohl deswegen nicht, weil jeder Elternteil dem Kind etwas anderes »sendet«. So ist der Papa vielleicht ruhig und entschlossen, aber die Mama ganz aufgeregt. Das verwirrt ein Kind bei dieser schwierigen Übung unnötig.

Philips Eltern entschieden sich für diese Variante. Hier brachte aber die Mutter ihn zu Bett, da sie sich eher vorstellen konnte, ruhig zu bleiben, und Philip das Einschlafen eher mit dem Vater verband. Diese Konstellation ist eher ungewöhnlich, zeigt aber, dass wirklich der, der am ruhigsten bleibt, das Schlafprogramm durchführen soll.

Sein Bett wurde mittels eines Vorhanges von dem der Eltern abgetrennt, da es wegen beengter Wohnverhältnisse keine andere Lösung gab. Philip weinte etwa 10 Minuten heftig, weitere 5 Minuten jammerte er vor sich hin, ab und zu aufweinend, in denen die Mutter nicht mehr zu ihm ging. Nach 20 Minuten schlief er. In der Nacht wachte er um 3.00 Uhr einmal auf und brauchte, mit einer einmaligen Beruhigung der Mutter, 3 Minuten zum Weiterschlafen. Am 2. Tag weinte er nur mehr 8 Minuten und schlief durch. Am 3. Tag weinte er nur kurz und wachte um 5.00 Uhr auf. Ab dem 4. Tag ließ er sich mit kurzem Protest zu Bett bringen, der nach ein paar Minuten in Plappern überging, und wachte maximal 1- bis 2-mal in der Nacht auf.

Auf den Tagesabläufen sah das so aus:

TAGESABLAUF

Name des Kindes: Philip

Datum: 23. 10. 97

	Vormittag						Nachmittag						Abend						Nacht					
6	7	8	9	10	11	12	13	14	15	16	17	18	19	20	21	22	23	24	1	2	3	4	5	6
Unruhe, Quengeln																								
Schreien																								
Schlaf																								
Füttern																								
gem. Spiel mit Mutter																								
									Spielplatz															
im eigenen Bettchen																								
im Bett der Eltern																								
Herumtragen																								
Andere Interventionen z. B.: Schnuller, Tee, Medikament, Hüpfball u. a.															Tee									

Um wie viel Uhr haben Sie Ihr Kind am Abend zum Schlafen hingelegt? 18.30 Uhr

Wie lange braucht Ihr Kind zum Einschlafen? 15 Min.

Wie oft ist es in der Nacht aufgewacht? 9×

Wie haben Sie sich heute gefühlt?

Sehr glücklich ______ X ______ Sehr unglücklich

Sehr frisch ____________ X Sehr erschöpft

Sehr entspannt ____________ X Sehr abgespannt

(Bitte auf den Linien ankreuzen)

TAGESABLAUF

Name des Kindes: Philip

Datum: 12. 11. 97

	Vormittag						Nachmittag						Abend						Nacht					
6	7	8	9	10	11	12	13	14	15	16	17	18	19	20	21	22	23	24	1	2	3	4	5	6
Unruhe, Quengeln																								
Schreien																								
Schlaf																								
Füttern																								
gem. Spiel mit Mutter																								
									Spazieren															
im eigenen Bettchen																								
im Bett der Eltern																								
Herumtragen																								
Andere Interventionen z. B.: Schnuller, Tee, Medikament, Hüpfball u. a.																								

Um wie viel Uhr haben Sie Ihr Kind am Abend zum Schlafen hingelegt? 19.00 Uhr

Wie lange braucht Ihr Kind zum Einschlafen? 15 Min.

Wie oft ist es in der Nacht aufgewacht? 1×

Wie haben Sie sich heute gefühlt?

! Sehr glücklich X______ Sehr unglücklich

Sehr frisch ___X___ Sehr erschöpft

Sehr entspannt ___X___ Sehr abgespannt

(Bitte auf den Linien ankreuzen)

Sosehr Ihnen dieser Verlauf jetzt unglaublich vorkommen mag, das ist bei einem ideal verlaufenden Schlafprogramm der Normalfall!

Grundsätzlich liegt die Spanne zwischen 10 Minuten bis an die 50 Minuten abendlichen Schreiens. Meist wachen die Kinder 1- bis 3-mal in der Nacht auf. Ab der 2. Nacht sinkt die abendliche Protestphase sowie das nächtliche Aufwachen stetig und hat etwa am 4. Tag seinen Tiefpunkt – und somit Höhepunkt im Schlaferfolg – erreicht. Kinder brauchen meist nur mehr wenige Minuten zum Einschlafen mit geringem Protest und schlafen meist die Kernzeit bis 5.00 Uhr durch.

Wenn Ihr Kind beim Aufwachen um 5.00 Uhr herum nicht rasch wieder einschläft, empfiehlt es sich nicht, noch einmal ein längeres Schreien durch die Methode zu inszenieren. Hier bewährt es sich, das Baby zu füttern und danach wieder ins eigene Bett zu legen. Klappt dies nicht, so können Sie es ruhig die letzten Morgenstunden in Ihrem Bett weiterschlafen lassen. Schläft Ihr Kind bei Ihnen nicht mehr ein, vermitteln Sie ihm, dass es zwar bei Ihnen bleiben kann, aber dass Sie jetzt sehr wohl noch schlafen. Wenn es wild herumhüpft, können Sie das eigene Bett ins Spiel bringen. Entscheidend ist hier auch wieder Ihre Klarheit, mit der Sie Ihrem Kind vermitteln, dass jetzt noch Nacht ist und Sie ein Recht auf Ihren Schlaf haben.

Diese Variante eignet sich am besten für Kinder von 6 Monaten bis etwa 18 Monaten. Kinder, die bereits länger gewohnt sind, dass man mit ihnen einschläft, brauchen auch eine längere Umgewöhnungsphase. Hier empfiehlt sich folgende Variante:

Variante 2 – Sich langsam vom Kind entfernen

Diese Variante funktioniert ebenso gut, dauert nur etwas länger. Erfordert die »Raus-Rein-Methode« in kurzer Zeit sehr viel an

Nervenkraft, braucht man für das langsame Entfernen vom Kind längerfristig Geduld.

Für Familien, die es wirklich nicht ertragen, ihr Kind minutenlang alleine und schreien zu lassen, ist es weit vernünftiger, diesen Weg zu gehen.

Wie geht man nun genau vor?

Ein Elternteil, am idealsten der Vater, legt das Kind abends in vorhin beschriebener Weise ins Bett. Das bedeutet, dass es noch das gewohnte Abendritual gibt, das je nach Alter des Kindes unterschiedlich ausfallen wird. Dann sagen Sie Ihrem Kind, dass jetzt geschlafen wird und Sie noch bei ihm bleiben, bis es eingeschlafen ist. Mit diesen Worten setzen oder legen Sie sich (was den Vorteil hat, dass Sie als sichtbarer Gesprächspartner ausfallen) vorerst neben das Bett des Kindes. Sagen Sie ihm auch, dass Sie, wenn es eingeschlafen ist, hinausgehen, aber dass es Sie jederzeit wieder rufen kann. Rausschleichen ohne Ankündigung ist fast ein Betrug, auf den Kinder nur mit eiserner »Wachsamkeit« reagieren. Außerdem soll es ja lernen und wissen, dass es im Grunde alleine einschlafen muss. Am Anfang ist vielleicht noch das Handhalten notwendig, aber auch darauf sollte man im Lauf der Zeit verzichten.

Wichtig ist, dass Sie nicht mit dem Kind spielen oder tratschen, sondern einfach nur ruhig dasitzen. Will es Sie zu irgendwelchen Plaudereien oder Spielen verführen, sagen Sie ihm ruhig, aber deutlich, dass Sie nur bei ihm bleiben, wenn es sich auch hinlegt und einschläft. Bleiben Sie anfangs auch wirklich dementsprechend lange im Zimmer. Im Weiteren versuchen Sie jeden Tag entweder immer mehr von seinem Bettchen wegzurücken oder bereits kurz hinauszugehen und dann wieder zu kommen, wenn es schon im Halbschlaf ist. Das ist aber nur dann sinnvoll, wenn man es dem Kind auch so sagt und nicht einfach hinausgeht.

In der Nacht versuchen Sie, Ihr Kind möglichst im Gitterbett zu beruhigen und ihm in der Regel nichts zu essen oder trinken (bis auf Wasser) anzubieten.

- (Auch hier ist das Wichtigste Ihre klare innere Haltung und emotionale Botschaft: »Ich bin für dich da, aber jetzt ist Schluss, jetzt wird geschlafen.«)

Bloß nur so neben dem Bett des Kindes zu sitzen/liegen, ohne ihm auch zu verdeutlichen, worum es jetzt geht, kann nichts bewirken. Ihr Kind weiß ja dann gar nicht bzw. spürt dann gar nicht, worum es Ihnen eigentlich geht. Wenn Sie nun beispielsweise versuchen, neben Ihrem Kind zu lesen, um so die Wartezeit zu überbrücken, wird sich gar nichts tun.

Deswegen funktioniert auch die Variante des »Sich-hinaus-Stehlens« in den seltensten Fällen. Vorgegaukelt wird dem Kind, dass man da ist, aber heimlich stiehlt man sich hinaus. Ein klarer Fall von Betrug, den ein Kind sofort spürt und durchschaut. Das Einzige, was es daraus lernt, ist, dass es bloß nicht einschlafen darf.

Erfahrungsgemäß dauert diese Variante etwa 1 bis 2 Wochen. Wieder gilt, dass es derselbe Elternteil durchgehend machen sollte, auch das Beruhigen in der Nacht. Auch hier ist wichtig, Ihr Kind möglichst nicht aus dem Bett zu nehmen, sondern nur beruhigend auf es einzureden. Falls es in der Nacht zu Ihnen ins Schlafzimmer gekommen ist, begleiten Sie es ruhig wieder in sein Zimmer und Bett und verfahren wie beim Einschlafen.

Für die Altersgruppe ab einem Jahr lesen Sie noch einmal allgemeine Regeln und Hilfestellungen in Teil I, Kapitel 2, nach. Das Gleiche gilt für die Altersgruppe unter 6 Monaten.

So, jetzt wissen Sie, wie Sie – mal rein theoretisch – das Schlafproblem Ihres Kindes lösen könnten. Was Sie sonst noch alles zum

Thema Schlafprogramm an Rahmenbedingungen beachten sollten, erfahren Sie im folgenden Kapitel.

1.3. Der richtige Zeitpunkt

Der richtige Zeitpunkt, um ein Schlafprogramm zu beginnen, hängt von der gelungenen Abstimmung aller Faktoren auf der Handlungsebene und auf der Beziehungsebene zwischen Eltern und Kind ab. Da, wie erwähnt, die **Beziehungsebene** – nämlich das, was Sie Ihrem Kind vermitteln – für das Gelingen des Schlafprogramms die entscheidende ist, schauen wir uns diese zuerst an.

- Als ersten Schritt gehen Sie in sich, um zu prüfen, inwieweit Sie *jetzt* wirklich bereit sind, Ihrem Kind zu vermitteln, dass sich etwas ändern muss, sprich dass es lernen muss, alleine einzuschlafen. Auf ein paar Tage oder Wochen kommt es wahrscheinlich nach Monaten der Schlaflosigkeit nicht mehr an. Entscheidend ist Ihre Entschlossenheit, die Sie vermitteln.

Sind Sie vielleicht schon so fertig und entnervt, dass Ihnen die Vorstellung, irgendetwas ruhig zu vermitteln, wie ein Scherz vorkommt, dann hilft nur eine Unterbrechung dieses Teufelskreises. Dies gelingt am besten durch zumindest eine durchschlafene Nacht, in der man das Kind vielleicht mal bei den Großeltern (Freunden o. Ä.) lassen kann, bis Sie wieder halbwegs Kraft getankt haben. In solchen Ausnahmezuständen ist eine Nacht außerhalb für Ihr Kind weniger dramatisch als das beständige Spüren, wie fertig die Eltern schon sind.

- Überlegen Sie, welche der beiden Varianten (also »Raus-

Rein-Gehen« oder »Langsames Sich-vom-Kind-Entfernen«) für Sie die bessere ist. Machen Sie keinesfalls die Raus-Rein-Variante, wenn Sie deutlich spüren, dass Sie Ihrem Kind, wenn es weint, nicht ruhig beistehen können bzw. wenn Sie das Weinen Ihres Kindes generell nicht ertragen können.

- Besprechen Sie, ob der Vater oder die Mutter das Schlafprogramm übernehmen soll. Dazu ist sinnvoll, sich zu fragen, wer ruhiger und vor allem wer langfristig dem mitunter weinenden Kind vermitteln kann, dass alles in Ordnung ist. Erfahrungsgemäß fällt dies Vätern leichter, wie auch Kindern die abendliche Trennung von der Mutter meist schwerer fällt.

In manchen Fällen halten es Mütter, selbst wenn sie sich zur »Raus-Rein-Variante« entschieden haben, überhaupt nicht aus, ihr Kind in der »Obsorge« des Vaters schreien zu hören. Für Väter ist es andererseits eine nicht zumutbare Belastung, neben dem Protestgeschrei des Kindes auch noch den »Du-Kinderquäler-Blick« ihrer Frau aushalten zu müssen. Frauen, die ein nicht so starkes Kontrollbedürfnis haben, lösen dieses Dilemma, indem sie einfach am ersten Abend nicht zu Hause sind. Anderen Müttern ist die Vorstellung, dass Vater und Kind das unter sich alleine ausmachen, unvorstellbar. Denken Sie einfach daran, dass Sie beide als Eltern *gemeinsam* das Schlafproblem Ihres Kindes lösen wollen und jeder eine andere Rolle in dem Spiel hat. Das verhindert eine Spaltung in den einen »Bösen«, der das Kind schreien lässt, und den anderen »Guten«, der es retten möchte.

Väter sollten anerkennen, wie schwer es Müttern fällt, ihr Baby nun alleine dem Papa zu übergeben – gerade wenn es noch gestillt wird und die Bindung so doppelt eng ist. Für Männer ist dies oft völlig unverständlich; sie machen bereits die »Dreckarbeit« und bieten ihren Frauen an, für rund zwei Wochen den Nachtdienst zu übernehmen, dass diese schlafen können – und dann sind diese nicht dankbar, sondern noch böse! Auch hier hilft reden, was einem schwer- oder leichtfällt, welche Bedenken Sie beide haben und wie Sie es gemeinsam am besten lösen können.

- Wenn Sie aus irgendeinem Grund zu keiner gemeinsamen Lösung finden oder sich überhaupt nicht vorstellen können, Ihr Kind in ein eigenes Bett zu legen, dann tun Sie es bitte auch nicht. Jede Ihrer Handlungen wäre dann eine Doppelbotschaft an Ihr Kind. Vielmehr gilt es zu überlegen, was Ihnen an diesem Schritt so schwer fällt. Hierfür ist es hilfreich, in Teil II über seelische Auslöser oder im folgenden Kapitel 2 über das Verständnis der Beziehung von Kind und Eltern nachzulesen.

Hat sich aus diesen beziehungsorientierten Überlegungen im Vorfeld keinerlei Problem ergeben, dann kommen wir zur **Handlungsebene** und dem richtigen Zeitpunkt zurück.

- Ihr Kind muss mindestens vollendete 6 Monate alt sein. Mit dem Eintritt ins 3. Trimenon (7. bis 9. Monat) beginnt sich langsam alles auf zunehmende Autonomiebestrebungen umzustellen. Man merkt das beim Zufüttern, Alleine-essen-Wollen, Alleine-Sitzen, Umdrehen etc. Dann ist auch der richtige Zeitpunkt, um alleine einschlafen zu lernen.
- Ihr Kind darf keinesfalls krank sein oder gerade erst eine Erkrankung überwunden haben. War es gerade krank, lassen Sie ein paar Tage bis zum Start des Schlafprogramms vergehen.
- Am günstigsten ist es, wenn Ihr Kind alleine in einem Zimmer schlafen kann. So wird die Übung des Alleine-Einschlafens

nicht zur Farce, indem in der Nacht erst recht Papa und Mama zur Weiterschlafhilfe neben ihm liegen.
Herrscht bei Ihnen Raumknappheit, finden Sie im letzten Kapitel Tipps.

- Wählen Sie für den Start des Schlafprogramms möglichst einen Freitag, einfach deshalb, weil Sie dann zwei freie Tage zum eventuellen Ausschlafen tagsüber haben. Für Schichtdienstarbeitende ist dementsprechend anders zu disponieren.
- Überlegen Sie einen Zeitpunkt, wo Sie im Weiteren auch rund 14 Tage zu Hause schlafen und keinerlei Wochenendausflüge mit Übernachtung oder Urlaube geplant sind. Nach dieser Zeit hat Ihr Kind bereits ein stabiles Schlafmuster etabliert.

Schnuller: ja oder nein?

Für alle Eltern, deren Kinder mit **Schnuller** einschlafen, ist noch folgende Frage interessant: Darf man ihn geben, wie lange und wann sollte ein Kind ohne Schnuller auskommen?

Dieses Thema Schnuller ist ein sehr kontroverses: Ein Baby kann damit zwar alleine einschlafen, verliert es ihn aber in der Nacht, müssen die Eltern her. Säuglingen ihren Schnuller wegzunehmen finde ich persönlich übertrieben streng, da sie ja irgendetwas zum Festhalten brauchen, bevor ein Übergangsobjekt in Form eines Kuscheltiers wichtig wird. Saugen ist einfach im Säuglingsalter die nahe liegendste Art, sich selber zu beruhigen, und eben auch Ausdruck einer gelungenen Selbstregulationskompetenz. Mit einer kleinen Hilfe schafft es ein Baby oder Kleinkind, mit dem Frust dieser Trennung klarzukommen.

Interessanterweise ist unsere Erfahrung, dass das Aufwachen wegen verlorenen Schnullers nach erfolgreichem Schlafprogramm kaum mehr ein Thema ist.

Wacht ein Kind trotzdem deswegen auf, hilft Folgendes:

- Legen Sie einen Schnullervorrat ins Gitterbett, sodass Ihr Kind beim Aufwachen auf jeden Fall immer einen findet. Eine sinnvolle Anzahl ist etwa zwei links und rechts neben dem Kopfteil. Für Rotationsschläfer ergibt sich eine entsprechend andere Verteilung.

Lassen Sie Ihr Kind sich den Schnuller schon beim Einschlafen selbst holen und stecken Sie ihm auch in der Nacht keinen verlorenen Schnuller einfach in den Mund. Helfen Sie ihm dabei, dies selbst zu schaffen. Natürlich geht dies erst bei Kindern ab etwa 8–10 Monaten. Wenn Sie konsequent und immer wieder verständnisvoll fragen, wo denn der Schnuller ist und ihm gegebenenfalls die Hand dorthin führen, wird es sehr bald verstanden haben, dass es sich so beim Aufwachen seinen Sauger selbst organisieren kann – und es auch tun.

Wie bei allen Dingen, die Veränderung bedeuten, funktioniert dies weder beim ersten Mal perfekt noch nach einem gelungenen Mal für alle Zukunft. Es ist, wie bei jedem neuen Entwicklungsschritt oder jeder neuen Regel, ein ständiges Wiederholen und Üben notwendig, wobei es immer wieder Ihre Hilfe durch Anleitung braucht.

Was tun, wenn Kleinkinder sich auch tagsüber ein Leben ohne Schnuller nicht vorstellen können?

Einem Kind einfach seinen Schnuller wegzunehmen ist eine radikale und vor allem verständnislose Art, mit seinem Problem umzugehen. Hier helfen uns wieder beide Ebenen der Problemlösung: die Handlungsebene und die Beziehungsebene.

- Auf der Handlungsebene können Sie mit Ihrem Kind vereinbaren, dass es den Schnuller tagsüber nur bekommt, wenn es irgendwo sitzt, beispielsweise wenn es müde ist, sich trösten muss o. Ä. Mit dem Schnuller herumzulaufen und zu spielen ist nicht notwendig, da das Kind dann ja meist weder Trost noch Beruhigung durch das Saugen braucht und es sich hierbei um Gewohnheit handelt.

- Auf der Beziehungsebene gilt es zu verstehen, warum ein Kleinkind noch dauernd am Schnuller hängen möchte. Vielleicht kommt es mit einer Art von Belastung nicht zurecht oder fühlt sich vernachlässigt.

Selbst dann ist ein stundenlanges Dauernuckeln nicht sinnvoll, da es ja bloß ein Ausdruck dafür ist, dass irgendetwas dem Kind grundsätzlich Schwierigkeiten macht. Es gilt vielmehr, das beispielsweise Zweijährige in seinen altersentsprechenden Möglichkeiten zu fördern, beispielsweise vermehrt mit ihm Spiele zu unternehmen. Hier kann es dann den Stolz erleben, der es ihm leichter macht, die Freuden des Kleinkinddaseins mit denen des Nuckelbabys zu tauschen.

Haben Sie hingegen das Gefühl, dass Ihr Kind sich primär vernachlässigt fühlt, dann ist der Faktor Zeit doppelt wichtig. Zeit mit ihm *alleine* (speziell bei Geschwisterrivalität), für »Baby-Schmusen«, aber auch für »Kindspiele für die Großen«.

Alle Eltern, deren Kinder ein mehr oder weniger unkompliziertes Schlafproblem (im Sinne von möglichst wenigen Auslösern) hatten, sind an dieser Stelle am Ende der Reise angelangt. Sie wissen nun hoffentlich genau, woran es in Ihrem Fall krankte und wie Sie es nun erfolgreich lösen können.

- Also dann: der Sprung ins kalte Wasser! Sie werden sehen, es ist nicht so schlimm, wie Sie befürchten, und außerdem kann es tatsächlich auch ganz schnell gehen. Genau das werden Sie auch Ihrem Kind vermitteln.

Für all jene Leser, deren Schlafproblem mehrschichtigere Ursachen hat, geht die Reise noch ein bisschen weiter. Wir kommen zu einem zentralen Lösungsteil: der emotionalen Beziehung zwischen Eltern und Kind.

2. VERSTÄNDNIS DER ELTERN-KIND-BEZIEHUNG

Spätestens an diesem Punkt der Lektüre scheint es nun ganz offensichtlich, wie sehr das, was sich zwischen Eltern und Kindern abspielt, sowohl für das »Warum« eines Symptoms als auch für das »Wie« der Lösung von enormer Bedeutung ist.

In allen Beispielen wurde klar, dass jedes Problem zwischen Menschen nur dann wirklich gelöst werden kann, wenn man sowohl auf der Handlungsebene als auch auf der Beziehungsebene etwas verändert.

Wenn nun alle Ratschläge nicht mehr helfen und die Situation festgefahren zu sein scheint, dann liegt der Grund meist in einem Missverständnis zwischen Eltern und ihrem Kind. Diese Missverständnisse passieren häufig dann, wenn die Vorstellungen und Erwartungen, die Eltern an ihr Kind und an ihr Leben als Familie hatten, sich nicht erfüllen. Und wenn ihr Kind für sie in seinen Bedürfnissen und seinem Temperament nicht verstehbar ist.

An diesem Punkt und nach diesen beiden Kriterien werden wir die Geschichte unseres schlaflosen »Problemkindes« Melanie auflösen und zeigen, wie Melanie und ihre Eltern doch noch zu ruhigeren Nächten und einem zufriedeneren Leben kamen.

2.1. Die Vorstellungen und Wünsche der Eltern

Jede Mutter und jeder Vater hat mehr oder weniger bewusste Vorstellungen oder Wünsche, wie denn das eigene Kind und wie das

Leben als Familie werden soll. Das ist auch völlig normal und eine starke Triebfeder, überhaupt Kinder zu bekommen.

Der geheime Wunsch nach dem außerordentlichen Kind, das wie ein besonders gelungenes Stück seiner selbst sein soll, ist eine solche Triebfeder. Und für fast alle Eltern ist ihr Baby ja dann auch das schönste, entzückendste und begabteste weit und breit. Diese verliebte Schönfärbung ist ein kluger Trick der Natur, auch all die im Weiteren zu erwartetenden Strapazen auf sich zu nehmen, in der Gewissheit, einfach jemand ganz Besonderen großzuziehen und nicht nach der ersten durchbrüllten Nacht den doch nicht so herrlichen Nachwuchs vor die nächste Kirchentür zu stellen. Und es ist für das Baby ein wunderbarer Vorschuss, wieder ähnlich wie beim Verlieben, so großartig werden zu können.

So weit, so gut.

Schwierig wird es dann, wenn die Vorstellungen und Wünsche der Eltern – unbewusst – sehr groß und festgelegt sind und nicht mit der tatsächlichen Person und den Bedürfnissen des Kindes zusammenpassen. Sie werden jetzt fragen, wie das dann bei einem Baby der Fall sein kann.

So finden wir den Bogen zu Melanie. Erinnern wir uns; Melanie war bei ihrer Mutter quengelig, konnte sich selbst nicht beschäftigen und weigerte sich mit 10 Monaten, feste Nahrung zu sich zu nehmen – alles Dinge, die bei der Großmutter gut gelangen.

Für Melanies Mutter waren die Schwangerschaft und Elternschaft enttäuschend gewesen.

Wie in Kapitel 1 (S. 153 ff.) ausführlich beschrieben, wurde schrittweise Besserung möglich.

Wie auch schon erwähnt, war an die nächsten Schritte, nämlich langsam die Einschlaf- und Nachtsituation zu ändern, aber nicht zu denken. Frau M. erschien es undenkbar, Melanie in ein eigenes Bett zu legen und sie zum Einschlafen nicht mehr zu stillen und all das dem Vater zu überlassen.

Warum war dieser Schritt für Frau M. so schwer?

Gehen wir noch einmal in die Geschichte dieser Mutter, um so vielleicht ein bisschen besser zu verstehen, was diese »Trennung« von Melanie so schwer für sie machte.

Frau M. hatte eine bereits lange bestehende Sehnsucht nach wirklicher Geborgenheit, die ihr weder ihre Eltern noch ihr Mann vermitteln konnten. Ihre Mutter war um sie bemüht, aber innerlich sehr auf die eigene Person zentriert und für Frau M. als Kind nicht wirklich verfügbar. Eher hatte sie das Gefühl, dass sie, als sie ein Kind war, darauf achten musste, den Vorstellungen ihrer Mutter von einer guten Tochter zu entsprechen. Ihr Vater war beruflich sehr engagiert und kaum bei der Familie. Wenn er da war, durfte man ihn nicht stören. Ihre Eltern wünschten sich noch sehr einen Sohn, Frau M. blieb aber das einzige Kind, das brav lernte und Matura machte. Es folgten eine Reihe von frustrierenden Männerbekanntschaften, bis sie mit 29 Jahren ihren jetzigen Mann kennenlernte. Da sie schon immer ein Kind wollte, entschied sich das Paar nach 3 Monaten Bekanntschaft für ein Kind. Sie wünschte sich innigst ein Mädchen. Die Schwangerschaft ließ jedoch ein Jahr auf sich warten, was für die Beziehung bereits zur Belastung wurde.

Als endlich die ersehnte Schwangerschaft eintrat, gestaltete sich diese schwierig, da Frau M. unter starker Übelkeit und immer wieder vorzeitigen Wehen litt. Sie musste viel liegen. Die Freude auf das bereits ersichtliche Wunschmädchen war jedoch groß. Umso herber war die Enttäuschung, als Melanie dann da war. Sie war ein anspruchsvolles Kind und Frau M. bald sehr enttäuscht, dass ihr täglicher Alltag mit dem plärrenden Säugling so gar nicht dem glich, den ihr Eltern-Hefte und all die anderen Frauen in der Stillgruppe vermittelten. Auch das Stillen war nicht so schön wie erwartet, da Melanie sich immer wieder wegdrehte und schrie. Statt des erhofften Mutter- und Familienglücks war es für Frau M. bald nur mehr eine einzige riesige Enttäuschung. Sie litt unter dem tagtäglichen Alleinsein mit dem Baby ohne Ansprechpartner und war nur mehr auf ihren Mann sauer, der sie nicht verstand. Ihre Mutter verwirrte und kränkte sie noch mit Bemerkungen, dass wahrscheinlich ihre Milch nicht dick genug sei und dass sie irgendetwas mit Melanie falsch mache, weil sie bei ihr immer brav sei. Keiner sah den Aufwand und die Bemühungen, die sie mit Melanie hatte, weil das Kind immer, kaum waren sie zu dritt oder zu mehreren, so brav war. Auch als sie mit ihr wegen Schreiens im Spital aufgenommen wurde, verhielt sich Melanie dort total ruhig. Wenn schon die Tage mit diesem Kind so anstrengend sind, soll es wenigstens in der Nacht Ruhe geben, weil Frau M. am Ende ihrer Kräfte war.

Wir sehen, dass im Fall von Melanie die Vorstellung und Erwartung ihrer Mutter sehr groß waren und es zu einer Enttäuschung führen musste. Frau M.s ganze Sehnsucht nach Liebe und Geborgenheit war auf ihre Tochter gerichtet. Dies war ihr natürlich nicht bewusst, jedoch spielte sich unbewusst wieder das Mutter-Tochter-Stück ab, wobei für die Mutter jetzt gilt: »Da werden endlich meine Wünsche, die ich schon so lange habe, erfüllt!« Wegen dieser alten Sehnsucht kann Frau M. aber gar nicht sehen, dass sie jetzt die Rolle der Mutter in dem Stück innehat und dem Kind viel geben müsste – und nicht umgekehrt.

So kommen sich die unbewusste Erwartung der Mutter und die tatsächlichen Bedürfnisse dieses Säuglings ins Gehege. Ein sehr bezeichnender Satz Frau M.s über die furchtbare Anfangszeit mit Melanie war: »Dieses Kind hat sich bis Mittag schon viermal den Bauch vollgeschlagen und ich habe noch gar nichts essen können!« Sie machte damit deutlich, dass sie eigentlich völlig zu kurz kam neben diesem »gefräßigen« Baby, das nur wollte und wollte und so wenig zurückgab.

Warum, werden Sie jetzt vielleicht fragen, hat sie dann nicht abgestillt und will Melanie noch immer stillen? Das ist doch unlogisch! Richtig, aber die Seele hat oft ihre eigene Logik.

Nach der Vorstellung von Frau M. war die einzige Möglichkeit, zu Liebe und Geborgenheit zu kommen, indem sie sich eins mit dem Baby beim Stillen fühlt. Das Stillen war für sie faktisch zum Symbol für das Gefühl von Einheit geworden – auch wenn es tatsächlich gar nicht so schön war. Somit ist es für diesen sehnsuchtsvollen Teil in Frau M.s Gefühlsleben völlig logisch, dass Melanie ein Baby bleiben muss, ein Baby, das gestillt wird, und ein

Baby, das in der Nacht bei einem schläft. Darum war Frau M. auch der nächste Schritt, Melanie ohne Brust ins eigene Bett zu legen, so unmöglich und wurde mit Hunderten guten »Sachargumenten« widerlegt.

Für die anderen Seiten in Frau M.s Gefühlsleben passt das aber gar nicht mehr. Die wollen endlich schlafen und kein anstrengendes Klammerkind, sondern eines, das ganz normal isst, sich allein beschäftigt und ausgeglichen ist. Diese anderen Teile hätten auch gerne eine befriedigende Partnerschaft mit ihrem Mann, ja sehnten sich eigentlich nach seiner Nähe und seinem Verständnis. Nur konnte Frau M. sich im Grund nicht vorstellen, dass es so etwas überhaupt bei Männern geben kann. Das hat sie einfach noch nicht erlebt. Ihr sehnsuchtsvoller Teil hatte somit gar keine andere Möglichkeit, als sich an Melanie zu klammern und dort Liebe zu erhoffen.

Aber auch von dort kam wenig, da Melanie ein eigenartig widersprüchliches Verhalten zeigte. Wohl jammernd und anklammernd, wollte sie aber nie bei der Mutter bleiben und schmusen. So bekam Frau M. außer der Mühe mit der essensverweigernden, nicht einschlafenden und quengeligen Tochter, die überall, außer bei ihr, das Musterkind war, wenig an Bestätigung zurück. Das ließ sie immer verzweifelter werden. Sie selbst konnte nicht verstehen, warum das so war, und fühlte sich auch von ihrem Mann und ihrem Umfeld total missverstanden; ja sie hatte sogar den Eindruck, dass man ihr die Schuld an Melanies schwierigem Verhalten gab.

Halten wir hier die Geschichte Frau M.s an, in der es im Moment scheinbar kein Weiterkommen gibt, und gehen zu Melanie, um zu verstehen, warum denn dieses Mädchen so schwierig wurde.

2.2. Die Bedürfnisse und das Temperament des Kindes

Spätestens mit dem eigenen Kind werden alle landläufigen Meinungen, wie denn Babys so sind, gründlich widerlegt. Genauso wenig wie alle Neugeborenen nur essen und schlafen und alle Babys angeblich gleich aussehen, sind sie in ihrem Temperament gleich. Sie haben wohl recht ähnliche Bedürfnisse, aber bei Weitem nicht alle dieselben und im gleichen Ausmaß. Sie als aufmerksame Eltern und nicht zuletzt aufmerksamer Leser dieses Buches sind sich dieser Tatsache schon durchaus bewusst.

Schon aus der Temperamentsforschung weiß man, dass es Babys gibt, die einfach ausgeglichener, sonniger und stabiler sind: die so genannten »easy babies« (Thomas & Chess) (7). Dieser Typ Kinder steckt so manches leichter weg. Meistens finden sie als Neugeborene völlig problemlos in einen Rhythmus und haben auch mit dem Einschlafen keine weiteren Probleme. Selten fallen Kinder dieses Typs durch vermehrtes Schreien oder sonstige Probleme auf.

»Slow to warm up babies« hingegen sind reservierter, vorsichtiger und anhänglicher. Sie können Umstellungen gut verdauen, wenn ständig ihre vertraute Bezugsperson um sie ist. Oft sind das die so genannten pflegeleichten Kinder, die in vertrauter Umgebung stundenlang alleine spielen können, von denen Eltern sagen: »Man spürt sie nicht.«

Am schwersten haben es »difficult babies«, also diejenigen, die sehr irritierbar und sensibel sind. Hier reicht schon die Einführung einer neuen Gläschenkostsorte statt der gewohnten, und sie protestieren. Babys dieses Temperaments fallen schon zu Beginn durch vermehrtes Schreien und hohe Schreckhaftigkeit auf; sie haben einfach eine besonders dünne Haut. Oft kippt ihre Stimmung von einer Sekunde auf die andere ohne besondere Vorwarnung. Das macht den Umgang mit ihnen in der ersten Zeit besonders schwierig. Auch Stimmungen, die um sie herum sind, nehmen speziell diese Kinder wie ein Schwamm auf.

Die meisten Menschen, und so auch Babys, sind Mischformen unterschiedlichster Eigenschaften.

Kommen wir zurück zu Melanie, um anhand ihrer Geschichte zu verstehen, wie sehr die Mischung aus einem »difficult baby« mit speziellen Bedürfnissen und einer Mutter mit ebenso speziellen, aber anderen Wünschen zum (Schlaf-)Problem werden konnte.

Was geht in einem Baby vor, das schon nach wenigen Wochen immer wieder die Nahrung verweigert, viel schreit und auf die nächsten Entwicklungsschritte, wie z. B. selber feste Nahrung essen, gar nicht neugierig ist? Was geht in einem Baby vor, das dauernd die Gegenwart seiner Mutter sucht, sich an sie klammert, aber dann doch nicht bei ihr bleiben will? Und was bewegt ein Baby, all die Dinge, die es zu Hause nicht tut oder kann, bei der Oma sehr wohl zu tun?

Warum ist und war Melanie ein »schwieriges Kind«?

Melanie hat im Gegensatz zu ihrer Mutter noch keine konkreten Vorstellungen von ihren Eltern oder von einem Familienleben. Das macht vieles einfacher. Aber sie hat dafür auch weniger inneren Spielraum, wenn ihre Bedürfnisse nicht nahezu zu 100 % erfüllt werden. Das macht vieles schwerer.

Melanie ist darauf angewiesen, dass ihre Eltern erkennen, was sie gerade braucht und wie sie ihr helfen können, um wieder ins Gleichgewicht zu kommen. Das ist keine leichte Übung. Melanie war ein irritierbares kleines Baby, das von einer Minute auf die andere wild zu schreien begann. Ihre Irritierbarkeit war ein nicht zu unterschätzender Faktor, dass sich die Probleme in der Anfangszeit überhaupt so hochschaukelten.

Sie konnte immer schon schwer einschlafen und zeigte für ihre Eltern auch wenig Zeichen der Ermüdung. Wenn sie an der Brust trank, tat sie das meist fahrig und konnte sich nicht gut entspannen. Oft flogen ihre Ärmchen während des Trinkens nur so zur Seite und hörten die Beinchen nicht auf zu zappeln. Da wäre es gut, wenn man einfach in ein Tuch geschlagen wird, um dieses lästige »Auseinanderfallen« mal in den Griff zu kriegen. Aber das wussten ihre Eltern nicht.

Melanie war sehr empfindlich auf laute Geräusche und wechselte ständig ihre Vorlieben, wie sie gerne getragen werden möchte. Es war einfach schwer, sie zu verstehen; heute das, morgen dies. Melanie war überhaupt empfindlich, schnell war ihr zu warm, dann wieder zu kalt und sie neigte zu Hautirritationen. Baden mochte sie gar nicht, da brüllte sie wie am Spieß, bis sie wieder aus dem Wasser war. Dabei mögen doch angeblich alle Babys warmes Wasser? Am besten schlief sie, dick eingepackt, beim Spazierengehen. Gar nicht beruhigte sie sich auf dem Bauch der Mutter liegend. Am entspanntesten war sie beim Opa, dem Vater ihres Vaters. Der war aber auch die Ruhe in Person.

Jetzt stellen wir uns diese dünnhäutige, irritierbare Melanie vor und dann dazu ihre erwartungsvolle Mutter.

Melanie spürte diese Sehnsucht ihrer Mutter genau und spürte auch den Druck, der dahinter lag. Sie hatte jedoch schon genug mit sich selber zu tun und hätte wiederum eine sehr erfahrene und geduldige Mutter gebraucht, die sich gut auf sie einstellen kann.

Melanie konnte nichts anderes tun, als sich diesem Erwartungsdruck zu verweigern. Und dieses Verweigern bestand im Verweigern des Gestilltwerdens. Die Unruhe und Erwartung, die sich dabei übertrug, war ihr einfach zu viel. Das ließ sie auch immer wieder erbrechen. Sie konnte nichts geben, im Gegenteil, sie hatte dringend Hilfe nötig, um einen stabilen Rhythmus zu finden.

Umso entspannter war es im Weiteren bei der Oma, bei der sie ab dem 11. Monat auch stundenweise blieb. Die wollte nichts von ihr, im Gegenteil. Die konnte sich ausgeruht einfach auf sie einstellen. Und alles war auf einmal einfach.

Warum, fragen Sie sich, klammert dann Melanie so an ihrer Mutter, wenn es die beiden so schwer miteinander haben? Und warum will sie dann dauernd wieder weg?

Melanie war genauso auf die beständige und tägliche Liebe ihrer Mutter angewiesen wie jedes Kind. Deswegen klammerte sie auch so – als ob sie durch besondere Anhänglichkeit endlich das aus ihrer Mutter rausholen könnte, was es scheinbar nicht gibt. Und so setzte sich der ganz normale Kreislauf in Gang, den jeder Mensch, in Abstufungen und anderer Rollenverteilung, gut kennt: einer klammert, der andere fühlt sich beengt und flüchtet. Das veranlasst den Klammerer, nur noch mehr zu klammern und noch besser aufzupassen, dass das Objekt der Begierde, kaum einmal da, nicht schon wieder verschwindet. Dieses fühlt sich noch beengter.

Melanie und ihre Mutter wechselten die Rollen ständig. Endlich hatte Melanie, z. B. durch Hochgenommen-Werden, das erreicht, was sie wollte, spürte sie die Kuschelerwartung ihrer Mutter – und flüchtete. Das war die eine Variante. Die andere Variante ist, dass Frau M. Melanie halbherzig hochnahm und im Grunde schon wieder runterlassen wollte – und selber flüchten wollte. So ergab sich dieser frustrierende Kreislauf von Nähe-Suchen und – kaum erreicht – Auf-Distanz-Gehen. Weil jeder spürte, dass beim anderen im Grunde wenig »zu holen« ist, dass jeder nur auf die Erfüllung der eigenen Bedürfnisse aus ist.

Und Melanie war kein Kuschelkind. Sie mochte es mit niemandem so eng und schon gar nicht, wenn man sie einfach so herholte. Und da prallten wieder Gegensätze aufeinander. Frau M.

sehnte sich sehr wohl nach einer nahen Beziehung mit viel Körperkontakt und es war für sie sehr frustrierend, ein derartig abweisendes Kind zu haben. Kinder hatte sie sich einfach *immer* kuschelig vorgestellt. Die Vorstellung, dass es Kinder gibt, die es nicht gerne so nahe haben, existierte für Frau M. nicht – und schon gar nicht, dass das eigene Kind so sein könnte.

An diesem Punkt wird deutlich, wie sehr die Vorstellungen und Wünsche einer Mutter mit den tatsächlichen Bedürfnissen und dem Temperament ihres Kindes auseinandergehen können und es so zu einem dauernden, frustrierenden Verfehlen in der Beziehungs- und Kontaktaufnahme kommen kann.

Gut, aber warum wollte Melanie dann noch dauernd gestillt werden und verweigerte feste Nahrung?

Auch dies funktioniert, vereinfacht gesagt, nach einem ganz ähnlichen Mechanismus. Melanie will ja von ihrer Mutter geliebt werden, braucht eine ganze Menge an Liebe von ihr. Nur wäre eine Art der Kontaktaufnahme, die weniger überschüttend und fordernd ist, die geeignete. Das Kind spürt, dass ein Zugang zur Mutter sehr wohl über das Stillen funktioniert. Würde sie auf das verzichten und auf feste Nahrung umsteigen, wäre dies so, als ob sie ihrer Mutter die Beziehung aufkündigen würde. Frau M. ist genau auf der Ebene des Stillens auch offen für ihr Kind – und darauf kann Melanie nicht verzichten.

Melanie steht nun vor zwei Problemen: Erstens würde sie mit ihrem nächsten Entwicklungsschritt die Babyrolle und die Brust aufgeben und damit die wesentliche Kontaktmöglichkeit zur Mutter verlieren. Diese innere Schlussfolgerung beruht auf der Wahrnehmung, dass es für ihre Mutter wirkliche Nähe nur mit einem Baby geben kann, das durch das Stillerlebnis sozusagen ein Teil von ihr ist.

Und zweitens braucht Melanie – wie alle Kinder mit Schlafproblemen – einfach Hilfe, um diesen Entwicklungsschritt der Selbstregulation, nämlich alleine einzuschlafen, zu schaffen.

Sie einfach nur in ein eigenes Bett zu legen und zu verschwinden bedeutet natürlich nicht automatisch ein friedlich einschlummerndes Kind. Sie braucht jemanden, der ihr mit Ruhe und Mitgefühl so etwas wie einen Rahmen für diesen neuen Schritt gibt.

Genau dieses Dilemma bereitet Melanie so viel innere Spannung, und diese Spannung drückt sich in ihrem widersprüchlichen und anhänglichen Verhalten aus. Insofern ist es auch logisch, dass es bei der Oma so gut klappt. Da gibt es dieses Dilemma nicht. Die Oma kann hervorragend mit Kleinkindern umgehen, ihre »Beziehungskanäle« sind nicht nur auf das Baby fixiert. Dort isst, spielt und schläft sie auch wie ein Kleinkind. Und die Ausflüge mit dem Papa sind überhaupt kein Problem, weil der sich von Melanie nichts erwartet. Gleichzeitig steht aber auch er ihren beginnenden Trotzanfällen hilflos gegenüber.

Melanie alleine steht nun, was ihre Beziehung zu ihrer nächsten Bezugsperson, der Mutter, betrifft, genauso vor einem nahezu unlösbaren Problem wie diese selbst. Wie wir nun tatsächlich aus diesem Dilemma herausgefunden haben, lesen Sie jetzt.

2.3. Eine gemeinsame Lösung

Sie werden sich vielleicht schon die ganze Zeit voller Ärger fragen, wo denn bitte Herr M. mit seinen Erwartungen und Schwierigkeiten bleibt. Noch dazu, wenn das ganze immer *Eltern-Kind-Beziehung* heißt!

Richtig. Herr M. blieb sehr vage in dieser Geschichte, so wie eigenartigerweise in den Geschichten über schwierige Eltern-Kind-Beziehungen fast alle Männer unsichtbar im Hintergrund bleiben. Und das ist kein Zufall. Es ist bereits Ausdruck einer schwierigen Eltern-Kind-Beziehung, wenn der Vater so gar nicht seinen Platz einnehmen kann oder will.

Warum war von Herrn M. im Entstehen dieser Eltern-Kind-Beziehungsstörung bislang so wenig die Rede?

Anhand von Herrn M. wird deutlich, was unsere Erfahrung in der Arbeit mit Säuglingen und Kleinkindern widerspiegelt. Vereinfacht gesagt: Am Beziehungsproblem mit dem Kind haben Mütter einen ganz aktiven Anteil durch ein Zuviel – Väter hingegen durch ein Zuwenig.

Dieses Zuwenig der Väter fällt in dem Alter noch weniger auf, da die Mutter durch Karenz und Stillen einfach die nächste Bezugsperson ist. Und – wer nichts macht, kann nichts falsch machen. Das sieht nach außen günstiger aus. Das Leben von Vätern ist außerdem kaum einer derartigen psychischen und realen Veränderung unterworfen wie das von Müttern. Sie fallen seltener in vergleichbare seelische Verwicklungen mit ihren Babys einfach durch mehr reale Distanz.

Bei Herrn M. verlief dies ganz ähnlich:

Er war zufrieden mit seiner Situation bis zu dem Zeitpunkt, als der Kinderwunsch ins Gespräch kam. In diesem Jahr des erfolglosen »Bastelns« erlebte er die Beziehung zu seiner Frau als zunehmend schwierig. Für ihn war das Warten auf ein Kind weniger schlimm. Schlimm war die sich verändernde Beziehung zu seiner Frau, nicht nur in sexueller Hinsicht. Sie war für ihn weniger zugänglich und nervöser, etwas, was ihn hilflos werden ließ. Wenn Herr M. hilflos wird, dann verstummt er zusehends. Das war wiederum für seine Frau furchtbar. Als die ersehnte Schwangerschaft endlich eintrat, war das für das Paar herrlich. Die Freude dauerte nur kurz, da die Übelkeit Frau M. sehr mitnahm. Und wieder setzte der Kreislauf zwischen dem hilflos schweigenden, sich zurückziehenden Herrn M. und seiner sich allein fühlenden Frau ein. Beide hatten wegen der vorzeitigen Wehen Sorge um Melanie, aber jeder von ihnen blieb mit dieser Sorge allein. Die Geburt, die für Herrn M. sehr bewegend war, brachte das Paar wieder für ein paar Tage zu

einem Gemeinschaftsgefühl. Bald erlebte Herr M. sich aber als von seiner Frau abgelehnt, da für diese nur wichtig schien, was Melanie wann gegessen hatte und warum ihre Mutter für sie so uneinfühlsam reagierte.
Zu Hause wusste er nicht, wie er seiner Frau helfen konnte. Seine Versuche, Melanie auch mal zu übernehmen, wurden von seiner Frau nicht als Hilfe empfunden. Er fragte auch nicht, wie er ihr denn helfen könnte, so wie das Paar generell wenig miteinander über das, was sie beide betraf, reden konnte. Bei ihm zu Hause, einem bäuerlichen Milieu, galt es für Männer zu arbeiten und nicht zu quatschen. So tat er im Weiteren das, wofür ihn seine Frau auch immer schätzte, er arbeitete erfolgreich als Techniker. Und er arbeitete immer mehr, einfach weil es sich zum Teil so ergab und weil er das Gefühl hatte, zu Hause sowieso nicht freudig erwartet zu werden. So hatte auch Melanie weniger Kontakt zu ihm, und er war unsicher im Umgang mit dem Kind. Das bestärkte wiederum Frau M., dass man ihm Melanie nicht anvertrauen könne. Äußerlich hatte sich dieser innere Bruch in der Beziehung durch ein kommentarloses Räumen des Elternbettes von Herrn M. und sein Übersiedeln ins Kinderzimmer manifestiert.

Wie kann die gemeinsame Lösung im Falle der Familie M. aussehen, einer Familie, die in seltener Weise alle Auslöser auf realer und seelischer Ebene für dieses kindliche Schlafproblem mitgebracht hat?

Wir haben ein ineinander verstricktes Mutter-Kind-Paar; und wir haben einen im Grunde willigen, aber hilflosen Vater, der draußen steht.

Wir haben zwei, diese Dyade, die irgendwie den Schritt raus aus der Symbiose der Babyzeit, aus dieser ausschließlichen Beziehungsform nicht schaffen. Und dies, obwohl entwicklungspsychologisch mit dem Gehenlernen, dem Wechsel auf feste Nahrung und dem zunehmenden Thema des zweiten Lebensjahrs »Mein Wille gegen den deinen« alles auf Individuation des Kindes ausgerichtet ist.

Eine ganz überzeugende Lösung ist der Schritt in die Triade, also die verstärkte Einbeziehung des Vaters als drittem Teil der

Familie. In diesem Dreieck ist auf einmal Platz für jeden Einzelnen und es gibt auch die Möglichkeit, mit jedem Einzelnen eine für sich exklusive Beziehung herzustellen. Die folgende Grafik zeigt es ganz plastisch:

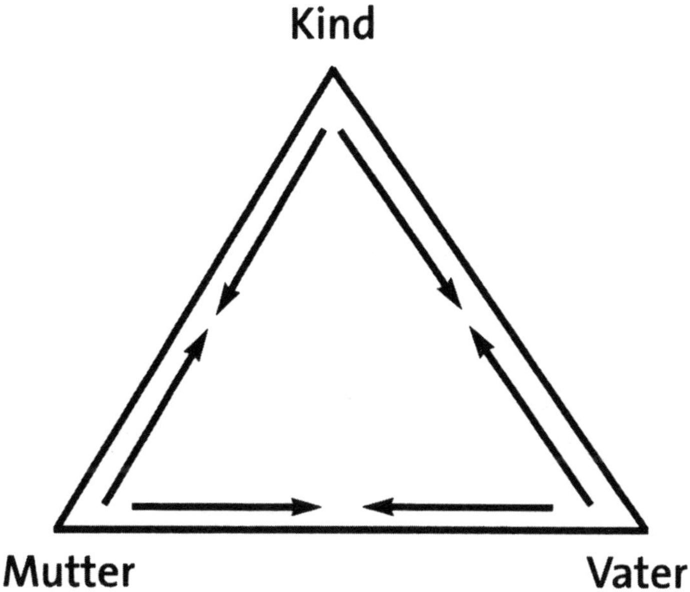

Jetzt können sowohl Mutter und Vater wieder ein Verhältnis als Frau und Mann aufnehmen als auch das Kind sowohl mit der Mama als auch mit dem Papa eine jeweils einzigartige Beziehung aufbauen. Jeder kann – und darf! – mit jedem, und jeder kann auch, wenn er will, mal alleine. Das ist doch eigentlich eine großartige und befreiende Vorstellung.

Dieser Entwicklungsschritt ist nicht umsonst um den Beginn des zweiten Lebensjahrs gelegt. Ein Kind braucht jetzt einfach nicht mehr ununterbrochen seine Mutter. Es ist heilfroh, auch mal alleine und ungestört z. B. Töpfe ausräumen zu dürfen. Wohl ist die Anwesenheit der Mutter ganz wichtig, aber nicht mehr der dauernde Körperkontakt und ihre ungebrochene Aufmerksamkeit. Die stören dann manchmal sogar, wenn man die Welt erkunden möchte.

Und das Kind kann im zunehmend intensiver werdenden Kontakt mit dem Vater wieder ganz andere Teile seiner Persönlichkeit entwickeln. Wie im Kapitel über den Berufseinstieg von Müttern noch ausgeführt wird, ist es für ein Kind eine Bereicherung, mehrere beständige Bezugspersonen zu haben. Mit jedem ist wieder eine ganz andere, eigene Art von Kontakt möglich, weil auch jeder Mensch eine eigene Art hat, mit anderen in Kontakt zu treten. Wilde Raufspiele sind oft Vätersache, kreative Verkleidungsspiele macht vielleicht die Tante besonders gerne, Vorlesen und Geschichten erzählen hingegen die Mama und in der Erde nach Schätzen wühlen am liebsten der Onkel. So kann ein Kind alle seine Erfahrungsbereiche entfalten und entdecken, die es mit *einem* Menschen in der Bandbreite nie so entwickeln kann.

Zurück zu Melanie: Die Vorstellung eines Lebens in diesem Dreieck war für Frau M. auf den ersten Blick wie eine enorme Erleichterung, da es auch mehr Freiraum für sie bedeuten würde. Diese enge, ausschließliche Zweierbeziehung zu dem Kind hatte ja auch viele Nachteile.

Für sie war es erstaunlich zu hören, wie sehr ihr Mann unter dem Gefühl litt, nicht zu wissen, wie er ihr helfen kann. Sie hatte immer gedacht, es interessiere ihn sowieso nicht, wie es ihr geht. Deswegen sagte sie auch nichts. Für beide war es eine völlig überraschende und schöne Erfahrung zu hören, dass der andere sehr wohl Interesse und Sehnsucht nach Kontakt hat. Dass Herr M. sehr gerne wieder bei seiner Frau schlafen wollte, weil er auch ihre Nähe vermisste, freute und erstaunte Frau M. Er hatte ihr davon nie auch nur ein Wort gesagt! Herr M. sagte auch, wie sehr er seine Frau an den Abenden vermisste, wo sie stundenlang mit der

Einschlafprozedur von Melanie beschäftigt war. Und dass er deswegen so spät nach Hause kommt, weil er sonst sowieso nur alleine vor dem Fernseher sitzen würde. Frau M. meinte, er tue dies, weil er sie sowohl in ihrer Rolle als Mutter als auch als Frau als Versagerin sehen würde.

Dieses Gespräch brachte eine Wende. Plötzlich wurde das Schlafproblem von Melanie etwas, was die beiden miteinander verband und was sie nun gemeinsam lösen wollten. Wir fragten Frau M., wie denn ihr Mann konkret helfen könnte. Dass er mit Melanie prima tagsüber alleine auskam, bewiesen ja seine samstäglichen Ausflüge mit dem Kind. Grundsätzlich konnte sich Frau M. schon vorstellen, dass er Melanie abends zu Bett brachte, sie konnte sich nur nicht vorstellen, dass Melanie dies akzeptieren würde, nämlich ohne sie und die Brust einzuschlafen.

Frau M. wurde plötzlich auch klarer, was sie noch mit dem Stillen verband und welche Wünsche, Sehnsüchte und Ängste sie bezüglich des Abstillens hatte. Sie erkannte, wie viel an Nähebedürfnis sie deswegen an Melanie richtete, weil sie gar nicht glauben konnte, dass ein Mann dies konstant und gerne erfüllen möchte. Sie hatte es bei ihrem Vater ja auch nie anders kennen gelernt. Nun war es ein großer Schritt auszuprobieren, ob ihr Mann nun tatsächlich auch so war oder ob mit ihm nicht sehr wohl Nähe und Verbundenheit möglich waren. Das hörte sie in seinem Wunsch, dass er die Abende gerne mit ihr und nicht alleine verbringen und dass er wirklich etwas für sie tun möchte.

Das war eine traurige Zeit für Frau M., einfach weil ihr klar wurde, wie viel unerkannte Sehnsüchte ihr die Beziehung zu Melanie und ihrem Mann erschwerten. Gleichzeitig war es wie ein zweiter Frühling für das Paar. Auf einmal konnten sie miteinander reden und Dinge aneinander entdecken, die sie bislang – aus dem Glauben, den anderen interessiere das sowieso nicht – verborgen hatten. Sie genossen die Abende, an denen Melanie bei der Oma schlief, um wieder miteinander auszugehen, etwas, was sie mittlerweile – nicht zuletzt wegen der schwierigen Schwangerschaft – seit rund 2 Jahren (!) nicht getan hatten.

Sehr schnell entschlossen sie sich, dass Herr M. das abendliche Zubettbringen übernehmen wird, und zwar mit der beschriebenen Methode des Sich-langsam-Entfernens. Und Melanie sollte in einem eigenen Bett schlafen, das aber noch im Elternzimmer stehen sollte. Frau M. überlegte, diesen Abend gar nicht zu Hause zu sein, schaffte es aber dann doch nicht, ihren Mann mit Melanie allein zu lassen. Wir planten den Beginn des Schlafprogramms. Herr M. wollte es in seinen bevorstehenden einwöchigen Urlaub legen. Bis dahin war noch 2 Wochen Zeit, wo er mit seiner Tochter vermehrt Dinge unternahm, abends früher nach Hause kam, das Kind badete und sie gemeinsam zu Abend aßen. Melanie brauchte auf einmal »nur« mehr eine Stunde zum Einschlafen und begann, anstatt dauernd am Busen zu nuckeln, vermehrt die Hand ihrer Mutter und das Ohr eines Stoffhasens zu halten. Den hatte sie sich plötzlich aus ihrem Fundus der Stofftiere herausgesucht.

Ein erster, wichtiger Schritt war somit getan. Melanie spürte das bessere Klima zwischen ihren Eltern sofort und auch, dass all die Liebesbedürfnisse ihrer Mutter nicht mehr ausschließlich auf ihr lagen. Gleichzeitig war Frau M. offener für Melanie und die beiden entdeckten, was das Kind schon am Spielplatz alleine schaffte, nämlich mit Unterstützung auf der großen Rutsche rutschen! Frau M. berichtete, dass der Alltag mit Melanie auf einmal viel leichter und auch lustiger war. Melanie formte verschiedene Wörter, schnitt Grimassen und war fröhlicher. Auf einmal klappte das Alleinespielen besser.

Dass sie sich in dem Stoffhasen ein Übergangsobjekt suchte, das auf einmal beim Einschlafen auch wichtig war und das im Weiteren überallhin mitgenommen werden musste, war ein Zeichen der langsam gelingenden Ablösung. Paradoxerweise war Mutter und Tochter auf einmal eine viel beglückendere Nähe möglich. Frau M. sagte selber, sie hätte nie gedacht, dass ein Leben mit einem Kleinkind so schön sein kann, und meinte, im Grunde froh darüber zu sein, dass diese schwierige Babyzeit vorbei ist. In ihrer *Vorstellung*, bevor das reale Baby da war, dachte sie sich immer, dass das die schönste Zeit mit einem Kind ist. Real erlebte sie, dass es ihr mit dem selbstständigeren Kleinkind viel besser geht.

Frau M. begann im Weiteren immer mehr nachzudenken, wie sie in diese paradoxe Situation hineingeraten ist, von Melanie so viel und von ihrem Mann gar nichts an Liebe zu erwarten. Erst jetzt merkte sie, dass Melanie, kaum von dem Druck entlastet, sehr wohl viel zurückgibt, aber anders, als sie sich das vorstellte. Und dass von ihrem Mann sehr viel an Zuwendung kam, aber auch anders, als sie sich das vorstellte. Sie entschloss sich, dem Thema ihrer fixen Erwartungen, die ihre Beziehung zu ihrem Kind und ihrem Mann so sehr belastet hatten, in einer Psychotherapie nachzugehen.

Aber auch in Melanie zeichneten sich deutliche Veränderungen ab. Ihr eigenartiges, ambivalentes »Rauf-und-Runter-Spiel« wurde weniger. Wenn sie wieder begann, auf den Arm zu wollen, um sich dann gleich wieder zu entfernen, machte Frau M. Folgendes:

Sie nahm sie nicht hoch, sondern setzte sich mit Melanie auf den Boden und fragte, was sie denn wolle, ob sie beispielsweise jetzt ein Bilderbuch anschauen möchte. Melanie konnte sich so auf einer gemeinsamen Ebene aussuchen, wie nahe sie wie lange bleiben wollte. Sie hatte damit viel mehr Möglichkeiten, Nähe und Distanz zu dosieren, als bei dem ultimativen Rauf (= ganz nahe) oder Runter (= weit weg). Frau M. gab auch wirklich acht, wann Melanie jetzt ihre Nähe suchte, und ging darauf ein, und zwar in dem Maß, das ihr das Kind vermittelte. Sie selbst hielt sich weitgehend zurück, Melanie ungebetene Umarmungen oder Küsse aufzudrängen.

Das wirkte Wunder. Frau M. berichtete strahlend, Melanie sei zum Kuschelkind geworden, das sich immer öfter an die Mutter heranschmiegt und auch länger in ihrem Arm – am Boden sitzend – bleiben möchte.

Dann war er da, der Abend des Schlafprogramms. Wir alle waren, nach wochenlanger gemeinsamer Vorarbeit, aufgeregt, aber im Grunde optimistisch. Melanie war in einem sehr guten Zustand. Der Alltag mit ihrer Mutter war für beide Seiten sichtlich entspannter und glücklicher. Wir hatten somit gute Vorbedingungen, die alle darauf hinwiesen, dass der nächste Schritt, nämlich die Trennung von der Mutter bezüglich Stillen und Einschlafen, gut gelingen kann.

Und dem war auch so: Melanie, mittlerweilen 18 Monate, schlief mit ihrem Vater, der still neben ihr saß, im eigenen Bett binnen 20 Minuten ein. Sie fragte nur einmal, als der Vater sie in ihr Bett legte, nach dem Mamabett und der Mama. Herr M. erklärte ihr ruhig, dass sie nun ein großes Mädchen ist, das auf der großen Rutsche rutschen kann, und dass große Mädchen in einem eigenen Bett schlafen. Drüben sei das Mama-und-Papa-Bett und das hier sei das Melanie-Bett. Melanie legte sich ohne Protest mit ihrem Hasen ins Bett und plapperte noch vor sich hin. Die Hand vom Papa wollte sie jedoch zum Einschlafen. In der Nacht wachte sie, entgegen ihrer sonstigen Gewohnheiten, zweimal auf. Wieder setzte sich Herr M. zu ihr, worauf sie schnell einschlief.

Herr und Frau M. waren sprachlos, dass Melanie ohne Mutter und ohne Gestilltwerden einschlafen konnte. Dass sie zweimal aufwachte, war zwar ungewöhnlich, aber verständlich. Diese erste Nacht zu dritt war durchaus aufregend, und das spürte Melanie auch. Für Frau M. legte sich nach dieser ersten Nacht, wo sie erlebte, dass Melanie sie nicht brauchte, etwas wie ein Schalter um. Zum einen war sie traurig, dass nun die Ausschließlichkeit der Beziehung zu Ende war, zum anderen aber unglaublich befreit. Sie war es, die nach der zweiten Nacht vorschlug, Melanie doch ins Kinderzimmer zu legen. Diese Transferierung, wieder mit dem Papa-Einschlaf-Ritual, klappte hervorragend. Melanie schlief durch. Jedem Besucher zeigte sie voller Stolz ihr neues Bett und Zimmer, das sie ja bislang noch nie als ihr Zimmer bewohnt hatte.

Nach einer Woche war es möglich, dass Melanie ohne die Hand von Herrn M. einschlief und Herr M. sie nur mit Worten beruhigte. Nach weiteren zwei Wochen, in denen Herr M. sich immer mehr entfernte, war es möglich, die wache Melanie ins Bett zu legen und das Zimmer zu verlassen. Melanie, inzwischen rund 20 Monate, schlief problemlos, selbstverständlich mit Stoffhase, ein. Mittlerweile legten sie beide Eltern gemeinsam zu Bett, aber auch mit der Mutter alleine funktionierte es gut.

3. UMGANG MIT ERSCHWERENDEN UMSTÄNDEN

Welche speziellen Problemstellungen und Fragen machen eine Erweiterung oder Abweichung vom Schlafprogramm erforderlich? Hierbei werde ich mich auf die häufigsten Fragestellungen konzentrieren. Diese sind beengte Wohnverhältnisse, Geschwisterkinder, Wiedereinstieg ins Berufsleben der Mutter, Alleinerzieher und Probleme beim nächtlichen Abstillen.

3.1. Beengte Wohnverhältnisse

Unter beengten Wohnverhältnissen versteht jede Familie generell etwas anderes. So sahen beispielsweise Philips Eltern die Einzimmerwohnung als keine besondere Katastrophe an, einfach deshalb, weil sie selber in Einzimmerwohnungen aufgewachsen sind. Gastarbeiterfamilien sind oft gezwungen, auf engstem Raum zum Teil generationsübergreifend zusammenzuleben, was für viele auch kein besonderes Problem darstellt. Andere Familien fühlen sich in einer durchschnittlichen Dreizimmerwohnung sehr beengt.

Hier wird der Begriff beengte Wohnverhältnisse auf alle die Umstände gemünzt, wo es nicht möglich ist, dass das Kind in einem eigenen Zimmer schlafen kann. Wie schon erwähnt, sind gerade Kinder mit Schlafproblemen oft sehr störanfällig, wenn sie im Zimmer der Eltern übernachten.

Haben Sie **zwei Räume,** so ist zu überlegen, inwieweit für die

Zeit des Schlafprogramms Ihr Kind nicht in einem der beiden schlafen kann. Die meisten Eltern lösen dieses Problem, indem sie ihr Kind im Schlafzimmer belassen und im Wohnzimmer übernachten. Wenn dies für Sie keine dauerhaft angenehme Lösung ist, dann siedeln Sie einfach nach erfolgreichem Schlafprogramm wieder zu Ihrem Kind ins Schlafzimmer. Legen Sie Ihr Kind wenn möglich etwas separiert, z. B. durch einen Kasten oder Vorhang getrennt. Wenn dies nicht möglich ist, schieben Sie aus bekannten Gründen sein Bett auf die Seite des Vaters.

Das Einschlafen kann es ja nach wie vor alleine, da Sie wahrscheinlich (und hoffentlich) später als es ins Bett gehen. Wacht es in der Nacht auf, warten Sie vorerst ab, ob es sich nicht von selber beruhigt. Wenn nicht, sagen Sie ihm nur leise, dass Sie da sind und es weiterschlafen soll.

Hat Ihre Wohnung nur **ein Zimmer,** erschwert das die Lage natürlich erheblich. Wie soll Ihr Kind alleine einschlafen lernen, wenn parallel das Leben weitergeht?

Aber auch diese Situation ist zu lösen. Wie erwähnt, hatte Philips Familie nur eine Einzimmerwohnung. Sie trennten mittels Kästen Schlafkojen für die Kinder ab, sodass diese die Eltern oder das Licht vom Zimmer nicht mehr sehen konnten. Als Philip ins Bett gebracht wurde, herrschte natürlich auf der anderen Seite des Kastens Ruhe. Das heißt, es lief kein TV und seine Eltern unterhielten sich flüsternd. Schwierig war dies nur am ersten Tag, als er 20 Minuten fürs Einschlafen brauchte, wovon er 10 Minuten laut weinte. Im Weiteren waren die Eltern an die 20 Minuten besonders leise, bis er nach dieser Zeit in den Tiefschlaf fiel und auch durch das TV-Gerät nicht zu wecken war.

Ein ähnliches Problem, was Räume und Schlafplätze betrifft, ergibt sich bei Geschwisterkindern.

3.2. Geschwisterkinder

Die weitaus überwiegende Zahl aller Kinder mit Schlafproblemen, die wir in unserer Beratungsstelle sehen, sind Einzelkinder. Ein paar haben jedoch schon Geschwister oder sind gar Zwillingskinder.

Hat man genug Zimmer, könnte man ja theoretisch jedes Kind in ein eigenes Zimmer legen, sodass sie sich nicht aufwecken. Kaum eine Familie ist jedoch in dieser Situation und es ist auch zu hinterfragen, inwieweit dies für Kinder wirklich ideal ist. Prinzipiell ist die Verbundenheit von Geschwistern, die bis zur Pubertät ein Zimmer teilen (danach will das kaum ein Kind mehr), etwas Feines. Man ist nicht ganz allein und kann beim Einschlafen noch miteinander blödeln. Außerdem ist es eine prima Alternative, einen Bündnispartner zu haben, wenn man mal auf die Eltern böse ist.

Alles gut und schön, aber was tun, wenn sich die Kinder dauernd gegenseitig aufwecken?

Haben Sie einen guten Schläfer und ein diesbezügliches Problemkind, dann ist es sinnvoll, die Kinder für die Zeit des Schlafprogrammes, also rund 2 Wochen, zu trennen. In einer Zweizimmerwohnung kann dann der gute Schläfer beispielsweise bei den Eltern schlafen, bis sein Geschwisterchen das Durchschlafen beherrscht. Dann kann man problemlos beide Kinder wieder zusammenlegen. Für den ehemaligen schlechten Schläfer bedeutet dies noch nicht einmal einen Umgebungswechsel. Meist ist das jüngere der beiden Kinder der schlechte Schläfer. Dieser geht ja auch öfter früher zu Bett, sodass das Ältere sich dann »wie ein Großer« eben leise dazu legt. Vorgelesen wird in dem Fall dann im Wohnzimmer.

Bei zwei Kindern ab einem Jahr kann man ruhig ein gemeinsames Abendritual veranstalten: also zur gleichen Zeit in die Betten und vorlesen. Dann gehen die Eltern. Für die Kinder gilt, miteinander tratschen ist in Ordnung, aber jeder bleibt in seinem Bett. Das müssen Sie Ihnen wohl öfter mit Nachdruck erklären. Gerade für Kinder, die sich sehr schwer von den Eltern trennen können, ist ein Ersatz durch ein älteres Geschwister großartig. Wie bei Michael:

Michael, 18 Monate, schaffte das Alleine-Einschlafen aus seelischen Gründen nicht. Seine Mutter ging wieder arbeiten und er litt unter der Trennung. Abhilfe brachte in den unruhigen Nächten der 12-jährige Bruder, der sich bereit erklärte, mit Michael in einem Bett zu schlafen. Beide Brüder waren glücklich und das Schlafproblem gelöst.

Zwillinge sind einfach in jeder Hinsicht eine Ausnahme und eine besondere Herausforderung für Eltern. So auch beim Thema Schlafen. Haben Sie Zwillingskinder, die beide schlecht schlafen, so bewährt es sich, die beiden vorerst zu trennen. Das würde bedeuten, mit jedem Kind extra das Schlafprogramm zu machen und nach Erfolg beide wieder zusammenzulegen. Gerade im Säuglingsalter ist dies oft besonders schwer, da die Kinder noch keinen aktiven Bezug zueinander haben, dass sie sich auch Stütze und Bezugsperson sind. Das Zusammenlegen im Kleinkindalter funktioniert da oft besser.

Ein Schlafprogramm bei Zwillingen bedeutet natürlich eine besondere Schwierigkeit, was Zimmeranzahl und den zu Bett bringenden Erwachsenen betrifft. Ganz extrem wird das Ganze noch, wenn sie gestillt werden und nun die stillende Mutter es beruhigen soll, ohne ihr Kind zu stillen. Aber auch das kann gut gelingen, wenn man nicht zu diesen außergewöhnlich erschwerenden Umständen noch zusätzlich erschwerende Beziehungsprobleme hat.

3.3. Berufseinstieg der Mutter

Die meisten Kinder reagieren irgendwie auf den neuerlichen Berufseinstieg ihrer Mutter. Je nach Temperament des Kindes und Beziehung zur Mutter wird die Reaktion auf diese Trennung unterschiedlich ausfallen. Ebenso wird die Tatsache mitspielen, ob das Kind schon öfter mal von jemand anderem länger betreut wurde oder bis jetzt noch nie von der Mutter getrennt war.

Grundsätzlich geht es aber um das Verarbeiten einer (werk)-täglichen Trennung, und gerade Trennungen sind für Kinder, wie wir nun wissen, etwas sehr Schwieriges. Und Trennungsprobleme sind ebenso ein gewichtiger Auslöser von Schlafproblemen.

Zwei Faktoren machen diese notwendige Belastung nun leichter oder schwerer: das Alter des Kindes und ob Ganztags- oder Teilzeitarbeit.

Hier gibt es auch, je nach Alter des Kindes, gute oder schlechte Zeitpunkte für den Wiedereinstieg. Ein Baby vor der Fremdelphase (bis zu 8 Monaten) wird unter der Trennung von der Mutter weniger leiden als ein Eineinhalbjähriges in der Phase der Wiederannäherung, wo, nach einem Autonomieschub ab dem 1. Lebensjahr die Mutter wieder ganz besonders wichtig wird. Die in Österreich geltende derzeitige Karenzdauer von 1 1/2 Jahren ist ein für das Kind ausgesprochen ungünstiger Zeitpunkt.

Ebenso muss in Rechnung gestellt werden, ob die Mutter jetzt ganztags oder Teilzeit arbeiten geht. Naheliegenderweise ist eine ganztags abwesende Mutter das Unangenehmste für Kinder, weil sie hier eine besonders lange Zeit ohne sie auskommen müssen und dieses Defizit oft in der Nacht oder über Krankheiten auszugleichen versuchen.

Was ist nun im Falle eines Berufseinstiegs hilfreich?

- Gewöhnen Sie Ihr Kind von klein auf auch an andere regelmäßig anwesende Bezugspersonen, wie beispielsweise die Großeltern oder stundenweise Betreuung durch einen Babysitter. So ist es weniger auf eine ausschließliche Bezugsperson fixiert und hat die unbezahlbare Gelegenheit, auch andere, unterschiedliche Beziehungserfahrungen zu machen.

Heute sieht man es als ideal an, wenn ein kleines Kind eine Hand voll vertrauter Bezugspersonen kennt, mit denen es beständig Kontakt hat. Auch das ist nachvollziehbar: Ein Baby kommt mit einem bestimmten Temperament auf die Welt, und auch die Eltern haben schon ihre Persönlichkeit entwickelt. Stellen wir uns den durchaus häufig vorkommenden Fall eines sehr temperamentvollen Kindes bei eher introvertierten, ruhigen Eltern vor. Schon das heftig brüllende Neugeborene, das recht unduldsam wurde, wenn man seine Lieblingstrageposition nicht erriet, verwunderte. Im 4. Monat begleitete dieses Kind jedes Schlagen nach dem Mobile mit lautem Begeisterungskreischen und ab dem 7. Monat wurde das Anziehen oder Wickeln nur mehr mit lautem Brüllen und Ringkämpfen möglich.

Stille Eltern kann so ein kleiner »Reißteufel« befremden. Speziell den Wutausbrüchen ihres Kindes stehen sie oft hilflos gegenüber, weil sie sie in der Intensität nicht nachvollziehen können. Was gibt es in dieser Situation Herrlicheres als einen urigen Großvater, der mit lauter, tiefer Stimme mit ihm seine Wutanfälle aushandelt und wilde Rauf- oder Hochwerfspiele bevorzugt. Es ist für diese Art Kind eine ganz wichtige Erfahrung, dass es den Affekt Wut und gefühlsmäßige Intensität von irgendjemandem beantwortet bekommt, der auf seiner Wellenlänge ist. Nur so kann es ihn auch entwickeln, damit umgehen lernen und ihn erfolgreich in seine Persönlichkeit integrieren.

Und hier liegt der entscheidende Gewinn von mehreren Bezugspersonen. Kein Mensch kann erstens 24 Stunden am Tag allein rein körperlich, geschweige denn emotional so fit sein, einem Baby alles zu geben, was es für seine so rasante Entwicklung braucht. Und zweitens kann nicht ein einziger Mensch alle im Baby angelegten Affekte auch beantworten. Manche Menschen können mit Wut besser umgehen als andere, anderen ist wieder stille Melancholie oder eine Verträumtheit näher. Damit ein Kind diesen ganzen Gefühlsbogen, den es in sich trägt, nun auch optimal entfalten kann, braucht es die Resonanz verschiedener, unterschiedlicher Menschen. So lernt es, wie im vorigen Beispiel, mit dem Opa, wie man seine heftigen Wutanfälle in den Griff bekommt, und mit der Mama die feine, stille Übereinstimmung, wenn man miteinander beispielsweise Knöpfe in einer Reihe aufschichtet.

- Ideal ist, wenn sich die Eltern im Erziehungsurlaub abwechseln können.
- Wenn Sie die Möglichkeit zur Teilzeitarbeit haben, ist dies sicher für Ihr Kind angenehmer. Wenn nicht, ist dies auch keine Katastrophe, wenn Ihr Kind von klein auf beispielsweise an eine Ersatzbezugsperson wie eine Tagesmutter gewöhnt wird.
- Für Kinder ab 2 Jahren ist die Betreuung durch eine Tagesmutter mit maximal 3 Kindern meist einfacher, als in einer Kinderkrippe mit bis zu 10 Kindern den Tag zu verbringen.

Hier sind Kinder sehr unterschiedlich. Den meisten kontaktfreudigen Zweijährigen wird zu Hause ordentlich langweilig und sie machen sich stundenweise sehr gut in einem Kindergarten. Eher introvertierte Kinder, denen das Zugehen auf andere schwerer fällt, werden in dieser lauten Gruppensituation des Kindergartens ohne fixe Bezugsperson meist überfordert. Hier ist ein Kindergartenbesuch ab dem 3. Lebensjahr sinnvoller. Dreijährige sind schon weit stabiler, die wilden Trotz- und Zornanfälle haben sich eingependelt, sie sprechen meist flüssig und haben beständigeres Interesse an Gleichaltrigen. Darum gilt dieses Alter traditionell als der optimale Einstieg in den Kindergarten.

Wenn Ihr Kind nun mit Schlafstörungen auf Ihren Wiedereinstieg ins Arbeitsleben reagiert, dann hilft nur, wenn Sie darauf auf der Beziehungsebene eingehen. Kindern hilft hier oft eine spezielle Kuschelstunde am Abend im Bett mit der Mutter. So wird noch einmal kräftig für die Nacht aufgetankt. Wichtig ist, dass Sie sich hier voller Aufmerksamkeit und Liebe Ihrem Kind widmen und möglichst nicht in Gedanken bei all der unerledigten Hausarbeit vor der Kinderzimmertür oder bei dem interessanten Abendfilm sind. Das spürt es genau, und diese Art von Kontakt erlebt es dann nicht als Auftanken, sondern als Halbherzigkeit, die es nur mehr zum Klammern bewegt.

Für berufstätige Mütter ist es unglaublich schwierig, erschöpft von der Arbeit – vielleicht noch mit Einkaufstaschen beladen –, sich voller Freude, Offenheit und vor allem Energie ihrem Kind zu widmen. Dieses fordert aber, aus seiner Sicht völlig gerechtfertigt, genau das zu 100% ein.

- Hier helfen klare Spiel- und Hausarbeitszeiten, die Sie Ihrem Kind auch so sagen müssen: »Jetzt habe ich mal eine Stunde *ausschließlich* Zeit für dich und dann muss ich aber kochen.«

In dieser Zeit ist es aber enorm wichtig, dass wirklich ausschließlich Ihr Kind im Mittelpunkt Ihres Interesses steht. Es ist wie eine Verabredung mit jemanden. Würden Sie, wenn Sie gerade Ihre Freundin treffen, parallel ewig lange Telefonate führen? Ihr Kind verdient den gleichen Respekt. So erlebt es: »Aha, jetzt ist die

Mama wirklich für mich da. Nachher muss sie halt kochen.« Dadurch, dass es vorher »beziehungssatt« wurde, also genug Mama bekam, kann es auch nachher damit leben, dass es eben nicht dauernd im Mittelpunkt steht. Über den detaillierten Umgang mit einer solchen Situation lesen Sie auch im 2. Kapitel über das Verständnis der Eltern-Kind-Beziehung am Fall von Melanie.

3.4. Alleinerziehende

Da die weit überwiegende Zahl aller alleinerziehenden Frauen sind, werde ich im Weiteren auch die weibliche Form verwenden. Alleinerziehende haben es doppelt schwer, und zwar in vieler Hinsicht. Kaum eine Frau plant von vorneherein, Alleinerziehende zu werden. Der Wunsch nach einer geglückten Partnerschaft und funktionierenden Familie steht bei fast allen Alleinerziehenden, trotz der erlebten Enttäuschungen, sehr wohl im Vordergrund.

Sie sind mit all der Freude, aber auch den Sorgen über ihr Kind alleine, weil keine auch noch so nette Freundin wirklich nachempfinden und teilen kann, was man in dieser Situation normalerweise mit seinem Partner und Vater des Kindes teilt. In dieser emotional angeschlagenen Position sollen sie nun ausgeglichen, ruhig und ganz für ihr Kind da sein. Und speziell die Wochenenden, wo dann all die glücklichen jungen Familien stolz ihre Kinderwagen wie kleine Schatztruhen vor sich hinschieben, werden für viele Alleinerziehende zum Horrortrip an Einsamkeit.

Verständlicherweise rücken sie in dieser Situation emotional näher an ihr Kind heran. Somit verstärkt sich die sowieso schon sehr enge Mutter-Kind-Bindung der Baby- und Kleinkindzeit. Aber schlafen heißt eben, sich auch trennen zu können. Genau das können Kinder von Alleinerziehenden oft sehr schwer. In fast allen Fällen landen sie auch wenige Wochen nach der Geburt in den Betten ihrer Mütter, die es leid sind, sie nach jedem nächtlichen Füttern oder Aufweinen wieder ins eigene Bett zu legen. So schleicht sich langsam ein eheähnlicher Zustand ein.

Wozu sich abends auf einen Kampf mit dem Kind einlassen, um es früher zu Bett zu bringen, wenn man den Abend dann doch nur alleine ist und so morgens gemeinsam länger schlafen kann? Wozu es immer wieder unter wildem Protest in sein Bett legen, wenn die Nähe auch etwas sehr Schönes ist? Und gerade die vermissen Alleinerziehende sehr oft – sie sind ja auch wirklich mit all ihren Sehnsüchten und Wünschen allein. Es gibt keinen Mann, der seinen Platz im Bett einfordert oder als dritte Bezugsperson für Mutter und Kind da ist.

- Wenn Sie nun Alleinerziehende sind, überlegen Sie sich als Erstes, was Sie *wirklich* an Ihrer Schlafsituation verändern wollen. Nur dann haben Sie auch die Kraft und die Motivation, Ihrem Kind genau diese Grenze zu vermitteln.

Grundsätzlich können Sie beide vorgestellte Arten des Alleineeinschlafen-Übens mit Ihrem Kind durchführen. Natürlich ist es schwerer, da die Bindung des Kindes an seine ausschließliche Bezugsperson sehr viel enger ist (und meist auch umgekehrt). Aber es funktioniert.

Überlegen Sie, wo Ihr Kind auf Dauer schlafen soll.

Falls Sie noch das Bedürfnis haben, es bei sich im Bett zu lassen, wird es wenig erfolgsträchtig sein, wenn Sie es in sein eigenes legen. Ihr Kind wird merken, dass Ihnen das nicht wirklich ein Anliegen ist. Grundsätzlich spricht bis zum Alter von 3 Jahren auch nicht so viel dagegen, wenn Sie noch gemeinsam in einem Bett schlafen.

Wenn Ihr Kind jedoch das Kindergartenalter erreicht hat und somit ein klarer Schritt weg vom Kleinkinddasein getan ist, ist es ein guter Zeitpunkt, auch ein eigenes, bereits »großes« Kinderbett zu kaufen. Bei Kindern, die noch weit über das Kleinkindalter im Bett der Mutter verbleiben, entwickelt sich einfach die Gefahr, dass sie schleichend in die Rolle eines Ersatzpartners gelangen. Und diese Aufgabe ist ihnen viel zu groß und für sie nicht bewältigbar.

Ein weiterer Punkt ist, dass es früher oder später wieder den Zeitpunkt geben wird, wo ein Partner in Ihr Leben tritt. Und dann ist es für Ihr Kind, das jahrelang gewohnt war, dass es zwischen Ihnen kaum eine Grenze gab, ja auch das Bett geteilt wurde, umso verwirrender und verletzender, wenn es von heute auf morgen jemand anderem Platz machen soll. Darum sollte es gar nicht erst auf einen Platz gestellt werden, der eigentlich jemand anderem gehört, nämlich einem Partner.

Wenn Sie sich innerlich klar geworden sind, was Sie wirklich verändern wollen, können Sie genau so vorgehen, wie es im Kapitel über die Förderung der kindlichen Selbstregulationskompetenz beschrieben ist. Erschwerend ist natürlich der Umstand, dass Sie Ihrem Kind nun selber diese Grenze setzen müssen und kein Partner unterstützend eingreifen kann.

- Überlegen Sie, welche Unterstützung Sie von Freunden oder der Familie brauchen, wenn Sie das Alleine-einschlafen-Üben beginnen.

Vielen Frauen fällt es leichter, wenn sie dann den Abend nicht alleine verbringen, sondern eine vertraute Person anwesend ist, mit der man dann auch besprechen kann, was gerade schwierig ist.

Oder die einfach auf einen wartet, wenn man seinem Kind gerade erfolgreich in den Schlaf geholfen hat.

Gerade wenn sie alleinerziehend sind, ist es doppelt wichtig, dass Ihr Kind neben Ihnen auch noch andere Bezugspersonen hat, wie z. B. die Großeltern oder Freunde von Ihnen, die es regelmäßig sieht. So wird die Bindung zu Ihnen nicht so exklusiv und ausschließlich, was keinem von beiden auf Dauer gut tut. Ideal wäre, wenn Ihr Kind seinen Vater sehr wohl sehen könnte, einfach damit es ein Bild von *seinem* Papa bekommt. Alle Kinder haben einen Papa, und man nimmt einem Kind auch viel, wenn man diesen Kontakt unterbindet. Wenn, aus welchen Gründen auch immer, kein Kontakt zum leiblichen Vater bestehen kann, dann ist es wichtig, dass es Ersatzvaterfiguren im Leben Ihres Kindes gibt, wie Großväter, Onkel, Freunde etc. Gerade Jungen brauchen jemanden, bei dem sie auch so etwas wie männliche Identität erleben und lernen können.

3.5. Nächtliches Abstillen

Für manches Mutter-Kind-Paar ist das Abstillen an und für sich schon keine leichte Sache, was auch ganz verständlich ist. Es ist sichtbarer Ausdruck dafür, dass die Babyzeit, und mit ihr dieses symbiotische Verbundenheitsgefühl, zu Ende ist. Und die wohl schwierigste Übung bei diesem Prozess ist das Abstillen in der Nacht.

Sind manche Stillkinder zum 1. Geburtstag hin tagsüber bereits hochzufrieden, ihre Breis zu löffeln oder an einem Brötchen zu knabbern, in der Nacht scheint die Mama und vor allem die Brust unverzichtbar. Außerdem ist diese Art einzuschlafen für Kinder ja sozusagen ein (baby-)lebenslang erworbenes Recht!

Meist besteht die Hoffnung, dass sich gegen Ende des 1. Lebensjahrs das Kind selber abstillt und auch in der Nacht weniger die Brust braucht. In den meisten Fällen funktioniert das, jedoch nicht, wenn das Trinken an der Brust als Ein- und Weiterschlafhilfe gebraucht wird. Dann passiert es sogar, dass Babys so ab dem 7. Monat immer häufiger in der Nacht aufwachen und die Brust zum Weiterschlafen verlangen. Wie erwähnt, funktioniert auch diese Ein- und Weiterschlafhilfe ab dem 7. Monat nicht mehr so klaglos wie früher.

Nun gilt es auch in diesem speziellen Fall wieder beide Faktoren einer Lösung anzuschauen: die Handlungsebene und die Beziehungsebene.

Auf der **Handlungsebene** alleine wäre es ja ganz einfach: Wie bereits im Kapitel über die Förderung der kindlichen Selbstregulationskompetenz beschrieben, geht es darum, dass Ihr Kind ohne die Einschlafhilfe Brust einschläft. Ähnlich wie bei Flaschenkindern bekommt es die letzte Mahlzeit ca. 30 Minuten, bevor es ins Bett gelegt wird, im Wohnzimmer, sodass Essen und Einschlafen nicht miteinander gekoppelt werden. Am günstigsten wäre es, wenn diese letzte Mahlzeit bereits ein Brei wäre, sodass das Thema Stillen weitgehend von der Nacht getrennt wird. Die nächste, und beim Abstillen meist letzte, Stillmahlzeit wäre dann in den frühen Morgenstunden, meist um das Aufwachen um 5.00 Uhr herum. Da können Sie Ihr Kind, wenn Sie möchten, ruhig zu sich ins Bett nehmen und stillen.

Speziell bei Stillkindern ist es die allereinfachste und nahe liegendste Lösung, wenn der Papa sie zu Bett bringt und in der Nacht auch wieder beruhigt. Eine stillende Mutter, die ihr Kind, ohne ihm die Bust zu geben, beruhigen möchte, steht auf verlorenem Posten. Sie riecht für das Baby einfach nach Brust und Milch, und es ist für das Kind eine fast ärgerliche Verlockung, das alles zu riechen und nicht zu bekommen. Ähnlich unangenehm wäre es uns, wenn wir auf Diät sind und dauernd fuchtelt uns jemand mit einem Stück Schokotorte vor der Nase herum.

Grundsätzlich gilt es auch hier, sich zu überlegen, welche Art von Alleine-einschlafen-Üben Ihnen sympathischer ist: das Raus- und Reingehen (Ferber-Methode) oder das Sich-langsam-vom-Kind-Entfernen. Dann können Sie so vorgehen, wie es im gleichlautenden Kapitel beschrieben ist.

Auf der **Beziehungsebene** sieht die ganze Sache völlig anders aus. Für die meisten stillenden Mütter ist es unvorstellbar, dass sich ihr Kind ohne etwas anderes als die Brust beruhigen lässt. Und das hat es in der Vergangenheit ja auch wirklich nicht getan.

Die nächste, auch meist völlig unvorstellbare Sache ist die Aussicht, sein Stillkind minutenlang weinen zu hören und es nicht selber beruhigen zu dürfen. Das ist im Grunde ganz normal und von der Natur so programmiert. Schon bei Wöchnerinnen schießt die Milch vermehrt ein, wenn sie ihr Baby schreien hören. Dieser biologische Mechanismus nimmt im Lauf des 1. Lebensjahres des Kindes ab, aber der psychologische Instinkt hinkt hier noch ein wenig hinterher. Was es monatelang zu verhindern galt, nämlich schreien, soll jetzt provoziert und nicht mittels Brust gelindert werden?

Und die dritte, im Grunde des Herzens der meisten Stillmütter ebenso nicht vorstellbare Tatsache ist, dass *ihr* Kind, das fast das ganze 1. Lebensjahr nur auf sie fixiert war, nun durch den Vater alleine beruhigt werden soll. Diese Botschaft spüren Väter enorm, was auch nicht gerade das, meist mangels Übung, nicht sehr ausgeprägte väterliche Selbstbewusstsein stärkt.

Zur Draufgabe kommt dann noch die vierte, um nichts einfachere Sache, nämlich sich allein gedanklich auf diese erste Trennung vom ehemaligen Stillbaby einzustellen. Das mag jetzt vielleicht übertrieben klingen, aber es ist eine gewaltige und meist schmerzliche Trennung – und zwar in den allermeisten Fällen mehr für die Mütter. Und hier ist es für jene Frauen besonders traurig, die selbst wenig positive Erfahrung mit dem Gefühl »zu jemandem ganz zu gehören« und »sich mit dem anderen einsfühlen« gemacht haben. Das kann eine enttäuschende Erfahrung aus ihrer Beziehung mit der eigenen Mutter sein, aber auch ein Fehlen dieses Gefühls in ihrer Partnerbeziehung. Das hinterlässt eine große Sehnsucht. Viele Frauen finden dies nun endlich mit ihrem Stillkind – und das sollen sie jetzt schon wieder, kaum gefunden, hergeben.

Abstillen findet im Herzen und im Kopf statt.

Bevor Sie sich nicht klar sind, was auch Sie alles verlieren, und darüber zu Recht traurig sind, wird Ihnen dieser Abschied schwer möglich sein. So kämpft dann immer der »vernünftige« Teil in Ihnen, dem speziell das nächtliche Stillen auf die Nerven geht, gegen den »unvernünftigen« Teil, der dieses Einheitsgefühl noch sehr genießt. Wenn diese beiden Teilen nichts voneinander wissen, werden sie, wie bei einem Tauziehen, ständig gegeneinander arbeiten – und nichts wird sich verändern können.

- Versuchen Sie sich klar zu werden, was das Stillen noch an schönen, verbindenden Aspekten in der Beziehung zu Ihrem Kind bringt.

Erst wenn Sie wissen, welche Qualität Sie gefühlsmäßig auch verlieren, ist es möglich, sich um Ersatz umzusehen. Mit einem rund Einjährigen ist die Art der Verbundenheit genauso intensiv, aber eben nur anders.

- Überlegen Sie, welche Dinge, Unternehmungen, Spiele mit Ihrem Kind Ihnen ein ähnliches Verbundenheitsgefühl vermitteln.

Manchen Frauen scheint es, als ob sie durch das Abstillen nun die gesamte Verbundenheit mit dem Kind verlieren; andere Frauen bekommen das Gefühl, ihr Kind braucht sie nicht mehr. Gerade mit dem 2. Lebensjahr beginnt jedoch eine Phase, die mit 1 1/2 Jahren in der so genannten »Wiederannäherungsphase« ihren Höhepunkt hat, wo die Beziehung zur Mutter ganz eng ist. Diese Phase ist dann oft sogar den größten »Symbiosemüttern« zu viel.

- Und: Es gibt ja nicht nur Ihr Kind, mit dem Sie sich verbunden fühlen, es gibt ja als ganz wichtige Bezugsperson im Leben einer Frau auch ihren Partner.

Das klingt so logisch, aber genau diese innere, natürliche Logik verschiebt sich oft, wenn ein Baby da ist. Plötzlich ist im Inneren der Mutter nur mehr das Baby wichtig, etwas, was im 1. Lebensjahr nachvollziehbar und auch zum Schutz der Arterhaltung wichtig ist. Wäre für eine Mutter mit einem Baby weiterhin die Beziehung zum Partner und das ausschließlich verliebte, ungestörte Zusammensein mit ihm das Wichtigste, dann wäre kein Platz für die Bedürfnisse des Babys.

Nun zu einer letzten, oft gestellten Frage zum Abstillen:

Wann ist ein guter Zeitpunkt, um abzustillen?

Unabhängig von persönlichen Vorlieben, wie lange Mutter und Kind gerne stillen möchten, gibt es meiner Ansicht nach eine sehr vernünftige »Bauernregel«, die lautet:

- Ein Geh-Kind ist kein Brust-Kind mehr.

Warum? Weil gegen Abschluss des 1. Lebensjahres alles im Kind auf den neuen Lebensabschnitt des Kleinkinddaseins hinsteuert:

Es isst meist das, was auch Erwachsene essen, und am liebsten alleine, sitzt alleine, steht alleine und läuft im Weiteren alleine. Es lernt zu sprechen, seine Feinmotorik wird immer ausgeprägter ebenso wie der Drang, die Welt zu erkunden. Wird ein über Einjähriges noch gestillt, ergibt sich so etwas wie ein inhomogenes Entwicklungsprofil: Ich laufe, esse Schnitzel, gehe auf den Spielplatz wie ein Kleinkind und werde aber noch wie ein Baby gestillt. Irgendwie passt das nicht ganz zusammen.

Es ist auch von der Natur so vorgesehen. Wozu bekommt ein Kind Zähne, wenn nicht, um feste Nahrung zu essen?

Natürlich hat ein Kleinkind auch noch Babybedürfnisse, aber es ist nicht sinnvoll, dass es auf die Art getröstet und beruhigt wird, wie man es mit einem Baby tut. Man verhindert so den nächsten Entwicklungsschritt, nämlich ein Trösten und Beruhigen, wie es für ein Kleinkind z. B. mit In-den-Arm-Nehmen und Streicheln passend ist. Das schafft eine Fixierung, bei der Frustration immer mit Saugen gelöst wird, und verhindert den notwendigen Schritt in eine gewisse Autonomie. Gerade im 2. Lebensjahr, wo das psychologische Entwicklungsthema lautet: »Mein Wille gegen den deinen«, kann die Abhängigkeit von *dieser* Art der Tröstung, nämlich dem Gestilltwerden, für ein Kind zum Dilemma werden.

Auch Erwachsene haben oft noch Babybedürfnisse, das ist ganz normal. Sie werden ihre Frustrationen jedoch besser und altersentsprechender lösen können, wenn sie nicht auf eine frühkindliche Art der Beruhigung, nämlich saugen und essen, zurückfallen. Und genau das lernt man im Laufe der Kindheit. Darum ist das Ende des 1. Lebensjahres ein entwicklungspsychologisch so nahe liegender und günstiger Zeitpunkt zum Abstillen.

Wie stillt man am besten ab?

Meistens ergibt sich das Abstillen *ganz langsam* ab dem Zufüttern, also ab dem 6. Monat. Bei gewissen Mahlzeiten, wie dem Mittagessen, ist dann die Brust oft noch der Nachtisch. Ein Baby ab etwa 9 Monaten trinkt meist in der Früh noch an der Brust, isst vormittags Obst oder Ähnliches, mittags Gemüse-Fleisch-Mischkost (Gläschen oder selber gemacht) und als Nachtisch Brust, nachmittags Obst oder Joghurt und abends Brei und nachher eventuell wieder die Brust. Meistens werden die Brustmahlzeiten tagsüber dann von selber weniger, einfach weil sich das Kind in angeborener Neugier für Erwachsenenessen mehr zu interessieren beginnt.

- Als letzte Brustmahlzeit ist das Frühstück sinnvoll.

So kann man das häufige 5-Uhr-Aufwachen überbrücken und noch gemeinsam im Bett kuscheln.

Gibt es beim Abstillen größere Probleme, hat das fast immer mit einer Trennungsproblematik zwischen Mutter und Kind zu tun. Was Sie hierzu tun können, lesen Sie in Kapitel 2. Was Sie jedoch auf der Handlungsebene tun können, ist Folgendes:

- Wenn es mit dem Abstillen schwierig sein sollte: Bieten Sie immer erst andere Nahrung an und geben Sie die Brust als »Nachtisch«.

Das Stillen und auch Abstillen ist, sieht man es von der Beziehungsdynamik innerhalb der Kleinfamilie, keine einfache Übung. Zuerst stellt sich das Paar von der »Partnersymbiose« auf »Mutter-Kind-Symbiose« um, eine für Väter oft sehr schwierige Zeit, wo sie sich zu Recht vernachlässigt und wenig geliebt vorkommen. Dann ist gegen Ende des 1. Lebensjahres eine neuerliche Umstellung notwendig. Jetzt geht es aber nicht mehr um die Dyade, also zwei sind sich nahe, sondern erstmals um eine Triade, sprich wie können wir drei miteinander eine funktionierende Beziehung haben, die keinen ausschließt und auch Freiraum für jeden lässt.

Warum diese Umstellung auf die Triade für die Entwicklung eines Kindes und für das Funktionieren des Familienlebens so wichtig ist, haben Sie nicht umsonst im Kapitel »Eine gemeinsame Lösung« lesen können.

NACHWORT

Ja, das ist nun das Ende unserer Reise.

Ich hoffe, dass es mir gelungen ist, Ihnen anhand der Geschichten von zwei schlaflosen Kindern, Philip und Melanie, zu zeigen, wie unterschiedlich ein Schlafproblem gestrickt sein kann. Wie sehr körperliche Auslöser, altersunpassende Einschlafhilfen und seelische Auslöser einen voneinander nicht zu trennenden Ursachencocktail bilden. Keiner dieser Auslöser darf vernachlässigt werden. Und je nach Gewichtung der Auslöser müssen die Zutaten der Lösung gemischt sein.

Wenn für Sie und Ihre Familie jetzt noch nicht ganz klar ist, welche Auslöser in welchem Ausmaß für Ihr Schlafproblem verantwortlich sind, dann empfiehlt es sich, in der Zusammenfassung der jeweiligen »Ursachen-Kapitel« (Teil II) noch einmal nachzulesen. Eine weitere Hilfe ist es, die einzelnen Schritte des Kapitels 1 in Teil III, mit denen die kindliche Selbstregulationskompetenz gefördert wird, vielleicht ein zweites Mal durchzuarbeiten, um so mehr Klarheit und Sicherheit zu bekommen. Zeigen Sie die für Sie entscheidenden Stellen auch Ihrem Partner (falls dieser nicht alles lesen möchte), und arbeiten Sie anhand der aufgezeigten Fälle und Schritte einen gemeinsamen, detailgetreuen »Schlachtplan« aus.

Wichtig ist, dass Sie jetzt keine überhasteten Dinge tun, die gedanklich in Ihnen noch nicht gereift sind. Auf ein paar Tage mehr oder weniger kommt es nach wahrscheinlich vielen Wochen der gestörten Nachtruhe im Grund auch nicht mehr an. Erst wenn Sie sich, anhand dieses Ratgebers, für Ihre Familie ein individuell zugeschnittenes Lösungsmodell überlegt haben, werden Sie auch wirklich nachhaltig Erfolg haben. Unüberlegtes, rein »technisches« Los-Starten kann Ihr Kind und somit auch Sie unnötig verwirren und belasten.

Wie schon erwähnt: Ein Schlafprogramm steht immer am Ende einer gelungenen Veränderung, nie am Anfang. Der Anfang besteht in der Analyse der notwendigen Schritte auf den beiden Ebenen jeglicher Veränderung: der Handlungsebene (also das, was Sie tun) und der Beziehungsebene (das, was Sie emotional vermitteln). Und es gilt vor allem, verstehen zu wollen, was Ihr Kind Ihnen mit seinem Verhalten sagen möchte – in welchem Alter und welchem Lebensbereich auch immer.

Literaturtipps

Dieter Baacke: Die 0–5 Jährigen. Einführung in die Probleme der frühen Kindheit. Beltz, Weinheim 2004.
Vermittelt Eltern in sehr einfühlsamer, gut verständlicher Weise ein Verständnis über komplexe Entwicklungsvorgänge.
Christine Rankl: So beruhige ich mein Baby. Tipps aus der Schreiambulanz. Walter, Düsseldorf 2005.
Anhand der vier großen Entwicklungsphasen im ersten Lebensjahr werden Schrei-, Fütterungs- oder Schlafprobleme beleuchtet. Das Ziel ist, etwaige Kommunikationsmissverständnisse zwischen Eltern und Kind aufzudecken, um zum richtigen Zeitpunkt das Richtige tun zu können.
Jan-Uwe Rogge: Kinder brauchen Grenzen. 25. Aufl. Rowohlt, Reinbek bei Hamburg 2004.
Über Sinn und Unsinn von Grenzen: Schöne, plastische Zusammenstellung einzelner »Grenzsituationen« und wie damit für alle Beteiligten sinnvoll umgegangen werden kann.

Literaturverzeichnis

1) Anders, J. F.; Kenner, M.; Bowe, T. R. (1983): *A longitudinal study of night-time sleep wake patterns in infants from birth to one year.* In: J. D. Call, E. G. Galenson and R. L. Tyson (Eds.): *Frontier of Infant Psychiatry.* New York, Basic, pp. 150–170
2) Zuckermann et al. (1987), in: Daws, D. (1993): *Through the night. Helping parents and sleepless infants.* Free Association Books, London
3) Klackenberg, G. (1987): *Incidence of parasomnias in children in a general population.* In: Guilleminault, Ch. (Hrsg.): *Sleep and eat disorders in children.* New York, Raven Press, pp. 99–113
4) Lozoff, B., et al. (1984): *Cosleeping in urban families with young children in the United States.* Peciatrics 74, pp. 171–182
5) Kast-Zahn, A.; Morgenroth, H. (1995): *Erfahrungen und praktische Hinweise für den Umgang mit Schlafproblemen im Säuglings- und Kleinkindalter.* In: »der kinderarzt« 26, Nr. 1, S. 46–52, und Nr. 2, S. 204–212
6) Wolke, D., et al. (1994): *Häufigkeit und Persistenz von Ein- und Durchschlafproblemen im Vorschulalter: Ergebnisse einer prospektiven Untersuchung an einer repräsentativen Stichprobe in Bayern*
7) Daws, D. (1993): *Through the night. Helping parents and sleepless infants.* Free Association Books, London
8) Ferber, R. (1985): *Solve your child's sleep problem.* New York: Simon & Schuster
9) Kast-Zahn, A.; Morgenroth, H. (1995): *Jedes Kind kann schlafen lernen.* Vom Baby bis zum Schulkind: Wie Sie Schlafprobleme Ihres Kindes vermeiden und lösen können. Oberstebrink

Beratungs- und Therapieangebote für Säuglinge und Kleinkinder*

ADRESSEN IN DEUTSCHLAND

Postleitzahlengebiet: 0

Stillpraxis Elisabeth Kurth
Beratung für Eltern von Säuglingen und Kleinkindern mit exzessivem Schreien, Schlaf- und Essstörungen
Augustusweg 46, 01445 Radebeul, Tel.: 03 51/8 30 34 78
E-Mail: kurth@stillpraxis.de, Internet: www.stillpraxis.de

Schreisprechstunde, Beratung für Eltern mit Babys und Kleinkindern
Dipl.-Psych. Peter Hiermann, OÄ. Dr. Doris Hückel
Poliklinik der Universitätsklinik für Kinder und Jugendliche
Oststr. 21–25, 04317 Leipzig
Tel.: 03 41/9 72 62 42

IRIS REGENBOGENZENTRUM, für Eltern, deren Babys Schlafstörungen, Still-, Ess- und Schreiprobleme haben
Schleiermacherstr. 39, 06114 Halle
Tel.: 03 45/21 12 32, Fax: 03 45/5 21 12 33
Baby-Sprechstunde: Mittwoch 10.00–12.00 Uhr

* Die folgende Liste bietet nur einen Ausschnitt aus dem breiten Spektrum verschiedener Beratungsmöglichkeiten. Die Auswahl orientiert sich an den ausführlicheren Adresslisten der GAIMH – Gesellschaft zur Förderung der seelischen Gesundheit der frühen Kindheit (www.gaimh.de) sowie von Trostreich – Interaktives Netzwerk Schreibabys.

Postleitzahlengebiet: 1

Eltern-Kind-Psychotherapie für Säuglinge und Kleinkinder bis 4 Jahre bei frühen Beziehungs- und Interaktionsstörungen
Katrin Stumptner (Kinderpsychotherapeutin/Gruppenanalytikerin/Musiktherapeutin/Supervisorin)
Dipl.-Päd.Cornelia Thomsen (Kinderpsychotherapeutin/Gestalttherapeutin/Musiktherapeutin)
KunstMusikRäume – Institut für Musik und Psychotherapie
Hornstr. 7/8, 10963 Berlin
Tel.: 0 30/2 17 24 71
E-Mail: katrin.stumptner@t-online.de; cornelia.thomsen@freenet.de; post@kunstmusikraeume.de

Elternberatung »Vom Säugling zum Kleinkind« an der Fachhochschule Potsdam
Friedrich-Ebert-Straße 4, 14467 Potsdam
Tel.: 03 31/2 70 05 74 oder Tel.: 03 31/5 80-24 50
Fax: 03 31/5 80-24 59
E-Mail: elternbe@fh-potsdam.de
Internet: www.fh-potsdam.de/~IFFE/schrei.htm

Postleitzahlengebiet: 2

Beratungsstelle für Eltern, Kinder und Jugendliche
Dr. G. J. Suess, Beratungsstelle »nullbisdrei«
Holitzberg 139a, 22417 Hamburg
Tel.: 0 40/53 77 92 84
Fax: 0 40/53 77 92 87

Beratung und Psychotherapie für Eltern mit Säuglingen und Kleinkindern
Dipl.-Psych. Renate Barth (Psychoanalytikerin/Familientherapeutin)
Hoheluftchaussee 52, 20253 Hamburg
Tel.: 0 40/43 27 52 99, Fax: 0 40/43 27 52 98
E-Mail: renatebarth@t-online.de

Frühberatungsstelle im Haus der Familie Bremen-Hemelingen für Eltern mit Säuglingen und Kleinkindern
Inge Beyersmann: Dipl.-Psychologin, Entwicklungspsychologische Beratung & Paar- und Familientherapie
Christina Fiebig: Sozialpädagogin, Familienberatung & Babymassage
Hinter den Ellern 13, 28309 Bremen-Hemelingen
Tel.: 04 21/4 98 83 60
E-Mail: inge.beyersmann@nwn.de
Beratungszeiten: Mo., Di. von 9.30–11.30 Uhr
Dr. Wetzel, Kinderärztin
Tel.: 04 21/4 17 00 81, Mi. von 14.30–15.30 Uhr

Postleitzahlengebiet: 3

Beratungsstelle für Eltern mit Säuglingen und Kleinkindern (0–3 Jahre)
Beratungsstelle für Eltern, Kinder und Jugendliche des Landkreises Waldeck-Frankenberg
Dipl.-Psych. Andrea Noon
Am Kniep 50, 34497 Korbach
Tel.: 0 56 31/95 44 91, Mo.–Do. 8.00–9.30 und 10.00–12.00 Uhr

Schrei-Baby-Ambulanz
Abt. Neuropädiatrie und Sozialpädiatrie
Sozialpädiatrisches Zentrum, Universitätsklinikum Gießen
Feulgenstr. 12, 35385 Gießen
Tel.: 06 41/99-4 34 81
Terminvergabe: Mo. von 8.00–10.00 und 13.00–14.00 Uhr

Postleitzahlengebiet: 4

Von 0 bis 3
Sprechstunde für Säuglinge und Kleinkinder
(Schrei-, Fütter-, Schlaf- und Verhaltensprobleme)
M. Sarges-Karl (Dipl.-Psychologin, Psychologische Psychotherapeutin)
Kinderneurologisches Zentrum
Gräulingerstr. 120, 40625 Düsseldorf
Tel.: 02 11/28 00-35 55
E-Mail: sarges-karl@kliniken-duesseldorf.de

Essener Baby- und Kleinkindsprechstunde
Für Eltern mit Kindern von 0–3 Jahren
Ambulanz der Klinik für Psychiatrie und Psychotherapie des Kindes- und Jugendalters
der Rheinischen Kliniken Essen – Kliniken/Institut der Universität Duisburg-Essen
Virchowstr. 174, 45147 Essen
Tel.: 02 01/72 27-4 50, Fax: 02 01/72 27-3 06
Internet: www.uni.essen.de/kjp/html/kleinkindsprechstunde.html

Familientagesklinik und Poliklinik für Säuglinge, Klein- und Vorschulkinder von 0 bis 7 Jahren
Klinik für Psychiatrie und Psychotherapie des Kindes- und Jugendalters des Universitätsklinikums Münster
Schmeddingstr. 50, 48149 Münster
Tel.: 02 51/8 35 67 01, Fax: 02 51/8 35 22 75
Internet: www.klinikum.uni-muenster.de/institute/kjp

Sprechstunde für Schrei-, Schlaf- und Fütterstörungen
Sozialpädiatrisches Zentrum (SPZ) der Klinik für Kinder- und Jugendmedizin am Marien-Hospital Wesel
Leitung: Dr. Ullrich Raupp
Pastor Janßen Str. 8–38, 46483 Wesel
Tel: 02 81/1 04 16 70, Fax: 02 81/1 04 16 78
E-Mail: spz@marien-hospital-wesel.de

Postleitzahlengebiet: 5

Sprechstunde für Schreibabys
Kinderkrankenhaus der Stadt Köln
Dr. Irmgard Schmidt, Dr. Robert Winkler
Amsterdamer Str. 59, 50735 Köln
Tel.: 02 21/7 77 41

Ambulanz für Säuglinge und Kleinkinder
Klinik für Psychiatrie und Psychotherapie des Kindes- und Jugendalters der Universität Köln
Robert-Koch-Str. 10, 50931 Köln
Tel.: 02 21/4 78-53 37

Hoppla – Schreibaby-, Schlaf- und Essberatung nach dem Modell der »Münchener Sprechstunde für Schreibabys«
Petra Weidemann-Böker (Dipl.-Sozialpädagogin)
An der Junkersmühle 3–5, 52064 Aachen
Tel.: 02 41/2 16 15
E-Mail: petra.weidemann@infobaby.de
Internet: www.infobaby.de

Elternschule Katharinen-Hospital
Beratungsstelle für Eltern und Säuglinge mit Schrei-, Schlaf-, Fütter-, Ess- und Gedeihstörungen
Ansprechpartnerin: Christiane Kötter-Lietz
Obere Husemannstr. 2, 59423 Unna
Tel.: 0 23 03/1 00 28 48, Fax: 0 23 03/1 00 28 40
E-Mail: eschule@katharinen-hospital.de

Postleitzahlengebiet: 6

Elternberatung Oberursel, Beratungsstelle für Mütter und Väter von Säuglingen und Kleinkindern
Inken Seifert-Karb (Analytische Paar- und Familientherapeutin)
Marianne Schüller (Hebamme)
Hospitalstr. 9, 6370 Oberursel
Tel.: 0 61 71/58 53 58, Fax: 0 61 71/58 53 59

Sprechstunde für Eltern mit Säuglingen und Kleinkindern
Prof. Dr. med. M. Cierpka, PD Dipl.-Psych. Dr. phil. A. Riehl-Emde, Dipl.-Psych. R. Retzlaff
Psychosomatische Klinik der Universität Heidelberg, Psychosomatische Kooperationsforschung und Familientherapie
Bergheimer Str. 54, 69115 Heidelberg

Tel. Sekretariat: 0 62 21/56-47 01, Fax: 0 62 21/56-47 02
Internet: www.med.uni-heidelberg.de/psycho/pfam/ambulanz.htm

Postleitzahlengebiet: 7

Psychotherapeutische Babyambulanz Stuttgart
Beratung und Therapien mit Säuglingen und Kleinkindern und deren Eltern bei Krisen in den ersten 18 Lebensmonaten
Mitarbeiterinnen: G. Auch-Meier, B. Dürr., G. Häußler, B. Hirschmüller, Dr. M. Knott
Hohenzollernstr. 26, 70178 Stuttgart
Telefonische Anmeldung: Mo.–Fr. von 9.00–13.00 Uhr, Tel.: 07 11/6 48 52 23

Beratungsstelle »Frühe Hilfen« in der Psychologischen Beratungsstelle für Eltern, Kinder und Jugendliche der Stadt Karlsruhe
Otto-Sachs-Str. 6, 76133 Karlsruhe
Tel.: 07 21/1 33-53 60, Fax: 07 21/1 33-54 49
E-Mail: pbs@sjb.karlsruhe.de
Internet: www.karlsruhe.de/fb4/einrichtungen/fruehehilfen

Postleitzahlengebiet: 8

Münchner Sprechstunde für Schreibabys
Kinderzentrum München
Heiglhofstr. 63, 81377 München
Tel.: 0 89/7 10 09-3 30, Fax: 0 89/7 10 09-3 69

Klinikum der Universität München
Kinderklinik und Poliklinik
im Dr. von Haunerschen Kinderspital – Innenstadt

Pädiatrische Psychosomatik und Psychotherapie
Dr. Karl-Heinz Brisch
Pettenkoferstr. 8a, 80336 München
Tel.: 0 89/51 60 37 09, Fax: 0 89/51 60 47 30
E-Mail: karl-heinz.brisch@med.uni-muenchen.de
Tel. Sekretariat: 0 89/51 60 39 54
E-Mail: roswitha.schmid@med.uni-muenchen.de

Postleitzahlengebiet: 9

Jugend- und Familientherapeutische Beratungsstelle »Tausend und keine Nacht«, Beratungsangebot für Eltern mit Säuglingen und Kleinkindern (0–3 Jahre)
Dipl.-Psych. Susanne Knopp-Völker, Dipl.-Psych. Martina Kindsmüller, Ergotherapeutin Cäcilia Frankenberger
Ostengasse 35, 93047 Regensburg
Tel.: 09 41/5 07-27 62

Spezialambulanz für Säuglinge und Kleinkinder mit Schlaf-, Schrei- und Essstörungen
Frühdiagnosezentrum, Luitpoldkrankenhaus, Haus C5
Leiter: Prof. Dr. H. M. Straßburg
Josef Schneider-Str. 2, 97080 Würzburg
Tel:. 09 31/20 12 77 09, Fax: 09 31/20 12 78 58
Internet: www.fruehdiagnosezentrum.de

ADRESSEN IN ÖSTERREICH

Säuglingspsychosomatik mit Schreiambulanz
Wilhelminenspital – Kinderklinik Glanzing
Dr. Josephine Schwarz-Gerö, Dr. Christine Sonn-Rankl
Pavillon 5, Montleartstr. 37, 1160 Wien

Tel.: 01/4 91 50-29 20, Fax: 01/4 91 50-27 47
Tel. Terminvereinbarung: Mo.–Fr. von 9.00–15.00 Uhr

Schreiambulanz Krankenhaus Mödling
Sr. Edith Huebmer (Psychotherapeutin)
Restitutagasse 12, 2340 Mödling
Tel.: 0 22 36/2 04-0

Ambulanz für Gedeih-, Schlaf- und Schreistörungen
Dr. Christa Wienerroither
Landesklinik für Kinder- und Jugendheilkunde Salzburg
Müllner Hauptstr. 48, 5020 Salzburg
Tel.: 06 62/44 82-26 40
E-Mail: c.wienerroither@lks.at

Universitätsklinik für Kinder- und Jugendheilkunde
Melanie Mandlung
Anichstr. 35, 6020 Innsbruck
Tel.: 05 12/5 04 83 64

Pädiatrische Psychosomatik und Psychotherapie
Klinische Abteilung für Allgem. Pädiatrie
Universitätsklinik für Kinder- und Jugendheilkunde Graz
Auenbruggerplatz 30, 8036 Graz
Tel. Sekretariat: 03 16/3 85-37 56, Fax: 03 16/3 85-37 54
E-Mail: marguerite.dunitz@klinikum-graz.at
peter.scheer@klinikum-graz.at

LKH Klagenfurt
Abt. für Kinder- und Jugendneuropsychiatrie
Augustine Gasser
St. Veiter Str. 47, 9020 Klagenfurt

Tel.: 04 36/5 38-25 16
E-Mail: kijneuropsych@lkh-klu.at

ADRESSEN IN DER SCHWEIZ

Kinder- und Jugendpsychiatrischer Dienst
Frau Dr. med. M. Fry
Masanserstr. 14, 7000 Chur
Tel.: 0 81/2 52 90 23

Jugend- und Familienberatung, Kontaktstelle für Kleinkindfragen
Jugendsekretariat Pfäffikon
Hochstr. 12, 8330 Pfäffikon
Tel.: 01/9 50 11 37; Fax: 01/9 50 11 31

Kleinkindberatung
Sozialzentrum Dorflinde
Schaffhauserstr. 315, 8050 Zürich
Tel.: 01/3 16 60 50
E-Mail: szd.kleinkindberatung@sd.stzh.ch

MOBILE
Beratungsstelle von Eltern und Erziehenden von Kleinkindern
Daniela Paci
Rosenbergstr. 82, 9000 St. Gallen
Tel.: 0 71/2 27 11 75, Fax: 0 71/2 27 11 76
E-Mail: d.paciMOBILE@ovk.ch

TAGESABLAUF

Name des Kindes: ____________________

Datum: ____________________

	Vormittag						Nachmittag						Abend						Nacht					
6	7	8	9	10	11	12	13	14	15	16	17	18	19	20	21	22	23	24	1	2	3	4	5	6
Unruhe, Quengeln																								
Schreien																								
Schlaf																								
Füttern																								
gem. Spiel mit Mutter																								
im eigenen Bettchen																								
im Bett der Eltern																								
Herumtragen																								
Andere Interventionen z. B.: Schnuller, Tee, Medikament, Hüpfball u. a.																								

Um wie viel Uhr haben Sie Ihr Kind am Abend zum Schlafen hingelegt? ____________________

Wie lange braucht Ihr Kind zum Einschlafen? ____________________

Wie oft ist es in der Nacht aufgewacht? ____________________

Wie haben Sie sich heute gefühlt?

Sehr glücklich ____________________ Sehr unglücklich

Sehr frisch ____________________ Sehr erschöpft

Sehr entspannt ____________________ Sehr abgespannt

(Bitte auf den Linien ankreuzen)

24-Stunden-Protokoll

Name:

Geburtsdatum:

Alter:

Datum / Uhrzeit	6.00	7.00	8.00	9.00	10.00	11.00	12.00	13.00	14.00	15.00	16.00	17.00	18.00	19.00	20.00	21.00	22.00	23.00	24.00	1.00	2.00	3.00	4.00	5.00
Uhrzeit	6.00	7.00	8.00	9.00	10.00	11.00	12.00	13.00	14.00	15.00	16.00	17.00	18.00	19.00	20.00	21.00	22.00	23.00	24.00	1.00	2.00	3.00	4.00	5.00

Schlafphasen (———) Wachphasen (freilassen) Schreien (////////////) Mahlzeiten (O)